傷寒論淺解

唐桂榮 編著

中医古籍出版社

圖書在版編目（CIP）數據

傷寒論淺解 / 唐桂榮編著. – 北京：中醫古籍出版社，2017.4
ISBN 978-7-5152-1384-2

Ⅰ.①傷…　Ⅱ.①唐…　Ⅲ.①《傷寒論》–研究　Ⅳ.①R222.29

中國版本圖書館 CIP 數據核字（2016）第 303656 號

傷寒論淺解

唐桂榮　編著

責任編輯　孫志波
封面設計　張雅娣
出版發行　中醫古籍出版社
社　　址　北京東直門内南小街 16 號（100700）
印　　刷　三河市德輝印務有限公司
開　　本　850mm×1168mm　1/32
印　　張　16.625
字　　數　128 千字
版　　次　2017 年 4 月第 1 版　2017 年 4 月第 1 次印刷
印　　數　0001~2000 冊
書　　號　ISBN 978-7-5152-1384-2
定　　價　42.00 元

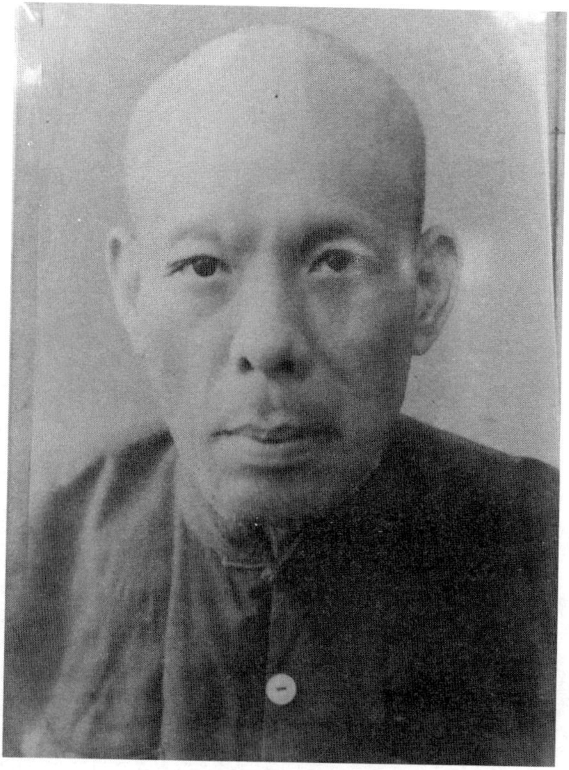

作者唐桂榮醫師遺像

前言

先父唐翰瑜，字耀琨，號桂榮，廣西玉林市福綿唐德香祠十三代孫，生於一九〇〇年五月。其祖父履谷公有五子，次子蒸兮公爲翰瑜之父。吾父三歲時，因瘟疫流行，蒸兮公及其兄弟均因疫病先後離世，一代單傳，全仗母蘇氏及嗣母周氏，百般呵護。嗣母知書識禮，開蒙啓智。吾父天資聰敏，入學就讀，成績前茅，十三歲即爲人書寫春聯，賺取筆資以補家用。吾父勤奮好學，經史子集，岐黄堪輿，無不涉獵，尤愛古文詩詞。因目睹親人缺醫少藥而相繼病故，乃決心學醫，博覽醫書。除精研《黄帝内經》、李時珍之《本草綱目》、張仲景之《傷寒論》《金匱要略》等經典著作外，還精讀《醫宗金鑒》《陳修園醫書七十種》及《醫學衷中參西録》等各家學説，融會貫通，以優異成績考取廣西省合格中醫師。乃遵古訓，不爲良相，則爲良醫，在玉林城里開設妙蓮診所，以醫爲業，懸壺濟世，並以『爲相爲醫原我志，濟人濟世本天良』爲座右銘，書於相片兩側，以明其志，就醫者甚衆。吾父以『醫者父母心』爲懷，對患者無不悉心診治。有貧窮患者則免收診費。先父只開處方，從不賣藥，常有重病患者經診治康復後上門感謝，其醫術高明，名聞於城鄉，爲人敬仰。

先父常以『君子貴在三立：立德、立功、立言』爲庭訓，並身體力行。其時年近五旬，不幸患目疾，雙目漸漸失明，但身殘志不殘，决心學古人左丘明，立言於後世。爲便於後學者對醫學經典著作《傷寒論》《金匱要略》二書的理解和記憶，以其醫理之精，古文及詩詞之長，口述雇人抄寫，把書中之原理，改爲淺近易識之文言，成五字之句；對脈證方論之義，以淺白之語，於方劑之下作成方歌和方解，便於誦讀和記憶。《傷寒論淺解》書成，自作七律一首，足見其對醫學貢獻之决心和毅力。

潛心醫學幾經年，業肇岐黄猛着鞭。五運會通祈濟世，六經細究冀回天。

因深易淺傷寒論，化晦爲明脈症篇，百十三方師仲景，闡揚聖道志爲堅。

吾常爲父親抄寫處方，耳濡目染，深感病人之痛苦，爲繼父志，决心學醫，考入廣西醫學院。以救死扶傷爲己任，積極科研。一九六四年，吾在國内首先發現嬰兒高血鈣症，及南方夏季嬰幼兒不明原因的發熱，稱爲暑熱症，均爲濫用維生素D引起，認識了濫用維生素D的危害，乃發表論文呼籲勿濫用維生素D，使這兩種病得到了防治。至今已發表學術論文四十五篇，科普文一百八十多篇，合編書二部，自篇書三部。被江蘇省和福建省衛生廳聘爲科技評委。二〇一二年出版了《應激與疾病》一書，進一步研究發現應激致病符合辯證唯物論發病機理，屬宏觀醫學範疇，是醫學的空白，乃編寫了《辯證唯物論醫學》一書，以闡明生命的形成和疾病發生機理。這些科研成果的取得，與吾父的鑽研精神、言傳身教及我家的家風庭訓是不開的。故一併叙述，永誌不忘。

今將《傷寒論淺解》書稿付梓，使之能傳於世，造福人類，可慰先父在天之靈，實爲人子之所當爲也！

次子典俊識於武漢

三子典杰補遺

二〇一六年十月十五日

目録

傷寒論淺解 漢張仲景原文

廣西鬱林縣唐桂榮淺解

晏仲全參訂

1傷寒論淺解序

2人體生理學總說

3六經六氣總說

4中西術語解釋

5讀法

卷一上

辨太陽病脈証上 照古本計四十一節因其中有兩節合為一節者故現祇共得三十七節

附太陽方

1 桂枝湯
2 桂枝加葛根湯
3 桂枝加附子湯
4 桂枝去芍葯湯
5 桂枝去芍葯加附子湯
6 桂枝麻黄各半湯
7 桂枝二麻黄一湯
8 白虎加人参湯
9 桂枝二越婢一湯

13 調胃承氣湯
14 四逆湯
15 葛根湯
16 葛根加半夏湯
17 葛根黄芩黄連湯
18 麻黄湯
19 大青龍湯
20 小青龍湯

10 桂枝去桂加茯白朮湯

11 甘草乾薑湯

12 芍藥甘草湯

卷一中

辨太陽脉証中 照古本計八十一節其中亦有兩節合為一節者現祗得七十八節

附太陽方

1 桂枝加厚朴杏仁湯

2 乾姜附子湯

3 桂枝加芍藥生姜人參湯新加

4 麻黄杏仁甘草石羔湯

10 茯苓四逆湯

11 五苓散

12 茯苓甘草湯

13 梔子豉湯

5 桂枝甘草湯

6 茯苓桂枝甘草大棗湯

7 厚朴生姜甘草半夏人參湯

8 茯苓桂枝白朮甘草湯

9 芍葯甘草附子湯

20 小建中湯

21 大柴胡湯

22 柴胡加芒硝湯

23 桃仁承氣湯

24 柴胡加龍骨牡蠣湯

14 梔子生姜豉湯

15 梔子甘草豉湯

16 梔子厚朴湯

17 梔子乾姜湯

18 真武湯

19 小柴胡湯

卷一下

辨太陽脉証下 計五十九節

附太陽方

5 小陷胸湯

6 文蛤散

7 白散

8 柴胡桂枝湯

19 桂枝人參湯

20 瓜蒂散

21 黃芩湯

22 黃芩加半夏生薑湯

23 黃連湯

24 桂枝附子湯

13 附子瀉心湯

14 生薑瀉心湯

15 甘草瀉心湯

17 赤石脂禹餘粮湯

18 旋覆代赭湯

卷二

辨陽明病脉証 計八十節

附陽明方

7 吳茱萸湯 見下少陰方

8 麻仁丸

9 梔子蘗皮湯

10 麻黄連翹赤小豆湯

11 梔子豉湯 見太陽

卷三

辨少陽病脉証 計十節

附少陽方

1 小柴胡湯 見上第三卷太陽方

卷四

辨太陰病脉証 計八節

附太陰方

1 桂枝加芍薬湯
2 桂枝加大黄湯

卷五

辨少陰病脉証 計四十五節

附少陰方

1 麻黄附子細辛湯
2 麻黄附子甘草湯
3 黄連阿膠湯
4 附子湯
5 桃花湯
6 呉茱萸湯
7 猪膚湯
8 甘草湯
9 桔梗湯
10 苦酒湯

11 半夏散及湯

12 白通湯

13 白通加猪胆汁湯

卷六

辨厥陰病脉証 照古本計五十五節

附厥陰方

1 烏梅丸

2 當歸四逆湯

3 當歸四逆加吴茱萸生羌湯

4 麻黄升麻湯

14 通脉四逆湯

15 四逆散

5 乾羌黄連黄芩人参湯

6 白頭翁方

案內臺正方一百一十三道今少禹餘粮丸實一百一十二道也此上古相傳之方伊聖集爲湯液經以治百病非爲傷寒設也仲景得其書而神其用建安紀年以來憫族親之死於傷寒者十居其七遂屏去習俗傷寒方而以此方爲救治遂以此名書其實非傷寒專方也今之病家一聞議及則曰傷寒論各方老醫相戒不可用况我非傷寒病乎心甚疑之而不服則可服而又疑則多事矣

傷寒論淺解序

吾國医学以內經為最古春秋之世秦和緩等皆稱神医其書不傳至漢長沙太守張仲景宦遊旋里見其親族每患疾病付之庸医死亡過半當时病傷寒者為多遂著傷寒論以六經為主旨集先哲之大成辨論脈证共三百九十七法一百一十三方凡百病情千變萬化無能出其範圍此治傷寒症之不二法门也但其用方皆本諸伊尹湯液經以治百病非祇為傷寒而設仲景乃因其書而運用之遂成千古不易之的方大而化之之為聖微仲景吾誰與歸茲丁酉春余友　唐君桂荣以所著傷寒論淺解及金匱要略淺解二書見示

问序於余余未谙医理何敢妄赞一词然医学乃一大科学也为救世不可少之书况其所著二书浅解将仲景之原文改为浅近易识之文言琢成五字句使人易于诵读且逐节之下注以简浅之解释逐之下作成歌括使学者易于记忆凡性近于医者无论上智中材均可学步其有功于社会岂浅鲜哉 唐君为此钜制宜质诸大文豪以表扬其奥妙乃斤斤焉问途于老马何耶 唐君高尚人也鄭板桥云生平文集不轻易求人作序求之王公大人以借光为可耻求之湖海名流遭其含讥带讽无可为何余非王公大人湖海名士不过前清遗老略识之无不惯阿谀不作妄语以此见讬其在斯乎

余感　唐君見知而為此序文字工拙不暇計也閱者諒焉

廣西玉林芳洲歐達森序　一九五七年六月二十日

傷寒論淺解序

廣西鬱林唐桂榮

上古醫經流傳雖多代遠年湮散失不少待傳至今為世所重者惟有四經而已如岐黃之內經神農之本草仲景之傷寒論及金匱要畧是也但內經惟論修真與治病之理而方葯甚少神農本草則祇言葯物之應用而無論病製方之法惟仲景之傷寒論一書則承古聖之遺教彙集精義共成傷寒脈証論三百九十七法一百一十三方將傷寒之病囊括無遺其中論証製方之法乃會通天人之理以陰陽五行五運六氣而分配五臟六腑以為六經之証此中之理玄冥幽微變化難極必須悉心研究方可會通且今世之醫精通醫理者頗多學識膚淺者

亦不少對於四經每多最難而不學余有感及此因傷寒論之文詞古奥意義淵深未易了解余不揣固陋特將傷寒論之原文改為淺近易識之文言琢成五字之句使人易於誦讀且本述而不作之意將其脈証方論之意義毫不更改不過將其原文易以淺白之語句使人易於明了而已且於逐節之下註以簡淺之解釋逐方之下作成歌括總期學者易於會通而且易於記憶也迨至解放之後毛主席尊重中醫設立中醫研究院於北京首以尊重四經使中西醫師加强學習之而中國醫道始復昌明余執業鄉閭聞此明令欣喜莫名忖以少年多病延醫治療中西方葯罔無奏效余始憤醫道之不明庸醫之無術

始潜心醫學將古聖之醫經先賢之著述細心体會始知四經之精義隐晦不張者皆因前賢之註解崇尚筆墨每致浮詞藻語蒙蔽真旨是以欲顯而反晦也余有鑒及此將其華藻累贅之詞無謂訛誤之處畧為更改祇用切实簡要及顯淺易明之文義以使人人可曉此余著書之本旨也兹值乙未之秋小兒典俊就職山東第一醫院醫師之職因欲學習中醫乃質以學法適余著傷寒論淺解一書已將脫稿因以授之囑其悉心研究明底於成且冀其多所發明貢献於世更願醫者皆明本經之旨以療痌疾而起沉痾以免人民遭横夭之莫救也然則我國醫學不特於四經之旨首當加以闡揚而且對於生理病理

等科學以及西醫葯物等學同加研究將我國醫學發揚而光大之使人人得保養健全之身体以達勞動生產之目的此余之所祝願也序於廣西玉林城西妙蓮診室

公元一九五七年五月十二日

讀者注意

（一）仲景傷寒論詞句簡古難於誦讀意義淵奧難於了解故作者將其原文畧為改易琢成五字之句使人易於熟讀且詞意浅近易明不失仲師本旨

（二）本書每節之下加以浅解每方之下加以方解方歌但每節浅解中先標明主治何經脈證次將原文逐句意義化為浅白之解釋

（三）本書方解中先辨明各葯性味次論明各葯歸于何經主治何證然後將用法說明

（四）本書方歌中先標出方名次將药味包括及主治脉證後揭出本方之功效但本方药味之輕重因古今分兩數目之不同故不採入

（五）本書原論文法多用双管排偶等筆及上下連貫前後呼應之法故逐節所論之脉症嘗以寒熱虛實表裏陰陽或氣血或輕重或真假或異同等脉症使人易於比對互勘以分析其病情讀者于此應當着眼故浅解中逐節必先標明此等要点以免忽畧

人體生理學總說

人之身體分為三部曰頭曰幹曰肢、蓋頭有五官眼耳口鼻舌是也、但五官各有其功用而眼司視耳司听口司飲食言語鼻司呼吸、舌司滋味、然究其功用之原、皆發生於五臟、故經云肝開竅於目、腎開竅於耳、脾開竅於口、肺開竅於鼻、舌為心之苗故五臟為五官之主宰也、蓋五臟皆屬軀幹之所藏、故軀幹者乃皮毛肌肉血脈筋膜骨髓之組織構成也、五臟六腑血脈相通、互相聯系、蓋人生化之机、皆屬軀幹之所司也、其功用豈淺鮮哉、考之醫經所說、肺主皮毛、脾主肌肉、肝主筋膜、腎主骨髓、心主血脈、又云肺主氣、肝藏血、心生血、脾統血、腎藏精、此五臟生化之功用也，五臟之外有六腑，六腑者，胆與胃大腸與小腸膀胱與三焦是也，蓋六腑乃佐五臟以行其治節者也，是故胃為脾腑，胆為肝腑，大腸為肺腑，小腸為心腑，膀胱為腎之腑，惟三焦係周身連網膜乃水氣相通之腑也，故經云心者，君主之官，神明出焉，肺者相傅之官，治節出焉，肝者將軍之官，謀慮出焉，胆者中正之官，決斷出焉，膻中者臣使之官，喜樂出焉，大腸者傳導之官，變化出焉，小腸者受盛之官，化物出焉，腎者作强之官，伎巧出焉，三焦者決瀆之官，水道出焉，膀胱者州都之官津液存焉，氣化則能出焉，此十二官之功用也，軀幹之胸前有兩乳，內有乳房，乳腺，與分泌乳汁，為產婦哺養嬰孩者也，下有二陰、經云腎開竅於二陰、前陰者男名陽具女名陰戶今謂生殖器者也、男生殖器內有睪丸及精管、乃分泌精液者也、女生殖器內有子宮、其中有陰液與卵珠與男子之精虫交會而受孕之所也、但男女生殖器之內皆有尿管以分泌不能化氣之水液也、後陰者即大腸端肛門口是也、其穀道分泌之渣滓、乃傳送胃腑所消化之穀食糟粕者也、是故軀幹內之臟腑、為人體中生化之總机、故其功用遠出於他部、肢部即四肢兩手兩足是也、手足乃十二經脈相通之處、皆為軀幹之佐使、以為其行動勞作之工具也、足趾與手指之甲爪、以保護足趾手指者也、故經云爪甲者筋之餘也、且頭之髮眉皆有保衛之功用、故經云血之餘也，口內之齒牙可以佐口化食而發音聲，故經云齒牙者骨之餘也，是故人體全部組織之樞机，皆各有其功用，如學醫者，必須潛心玩味，詳細分晰，以察其臟腑生化之机，以審其經絡通行之道，以明病机之起伏，按証施治，不難妙手回春也。倘鹵莽之輩，病机不明，草率從事，胡乱處方，其害人豈淺鮮哉。

六經六氣總說

六經者三陰三陽是也、太陽、少陽、陽明謂之三陽、太陰、少陰、厥陰謂之三陰、合之為六經是也、蓋六經各有主治之氣、謂之六氣、風、寒、暑濕燥火是也、是以太陽之上、寒氣主之、少陽之上、火氣主之、陽明之上、燥氣主之、太陰之上、濕氣主之、少陰之上、熱氣主之、厥陰之上、風氣主之、六經與六氣有標本之分、六經為本、六氣為標、經氣互通謂之中見、太陽之上、寒氣主之、中見少陰、少陰之上、熱氣主之、中見太陽、少陽之上、火氣主之、中見厥陰、厥陰之上、風氣主之、中見少陽、陽明之上、燥氣主之、中見太陰、太陰之上、濕氣主之、中見陽明、然六氣既有中見又分表裡是以三陽為表，三陰為裡，也，故六經云在人身中即五臟與六腑相通之氣也，如太陰經即脾臟與胃腑之氣相通也，少陰經即腎臟與膀胱腑之氣相通也，厥陰經即肝臟與胆腑之氣相通也，陽明經即大腸腑也，與肺臟之氣相通也，少陽經胆腑是也與厥陰臟之氣相通也，太陽經膀胱腑也與腎臟之氣相通也，然人身中手足各有六經，故分十二經，如手太陰肺經，足太陰脾經，手少陰心經，足少陰腎經，手厥陰心包經，足厥陰肝經，手太陽小腸經，足太陽膀胱經，手少陽三焦經，足少陽胆經，手明大腸經，足陽明胃經，此十二經之脉絡相通，最宜細察，其在人身中之部位，與流行之氣，應乎天時，是故學醫者，必須因形察氣、隨時施治、切不可以潦草塞責而疏忽之也。

中西術語解釋

(陰陽)陰陽二字代表一切事物立於對待之義故日本渡邊熙医學博士稱陰陽是相對性理論例如動植物之有男女雌雄磁電之有反正化學之有酸醶物之有表裡動靜數之有盈虛正負度量之有長短輕重等等一切都可以冠以陰陽二字所以內經有數之可千推之可萬語

(五行)五行即五運金木水火土也章太炎氏謂五行是代數之比例如金屬肺木屬肝水屬腎火屬心土屬脾等等是也如傷寒論所說之五行有生尅制化之用如金生水水生木木生火火生土而土又能尅水水尅火火尅金金尅木木尅土考之於

病理其氣化頗有效驗

(六氣)六氣即六淫風寒暑濕燥火是也此乃天六淫之氣人身亦應之而有此六氣當先明此六氣然後可以治六經之病

(營衛)營衛乃氣血對待名詞營為營血、衛為衛氣、營為陰、衛為陽、營在脉中、衛在脉外、營之意義即如軍中之將守營於内也、衛之意義即如士卒之守衛於外也若衛氣充於外營血足於内、外之六淫不能侵、内之六氣自和然後健康而無病、若營衛之氣血稍衰、則六淫之邪必乘虛而入疾病生焉故傷寒論以桂枝湯以解肌以調和營衛也

(氣)中醫之所謂氣屬於神經之關係例如氣逆氣滯氣虛諸症

狀，肺氣腎氣肝氣胃氣諸名稱，理氣順氣補氣調氣諸方劑，皆
屬之神經關係，所以亦可稱神經阻滯或神經虛衰或稱强壯
神經或鎮，靜神經均可
（元氣）指全体精神作用又可稱精氣亦可稱元陽乃足少陰腎
經之氣，海所生運行于周身故又謂之生陽之氣
（中氣）指胃脘之陽也停於胃中運化水穀之精氣對于病理最
有關係若病人病氣已衰則中氣漸復其病當愈，是以傷寒論
首重脾胃，因其人机全賴於中氣也
（宗氣）積於胸中出於喉嚨以貫心脉而行呼吸者也
（風）指神經變態而言也例如肝風驚風中風頭風等症，傷寒論

則以風為陽邪，寒為陰邪，寒傷于皮膚為表实，風中于肌膚為表虛，故曰風傷營，寒傷衛，須當細辨

（經絡）直行謂之經，橫行謂之絡，絡之分枝謂之孫絡

（六經）太陽皮膚排泄系膀胱小腸泌尿系皆屬之

陽明消化系屬之

少陽淋巴系屬之

太陰呼吸系吸收系屬之

少陰循環系生殖系屬之

厥陰神經系子宮系屬之

讀法

(1)按仲景傷寒論六經與內經熱病論六經宜分別讀之

(2)按六氣之本標中氣不明不可以讀傷寒論內經云少陽之上火氣治之中見厥陰陽明之上燥氣治之中見太陰太陽之上寒氣治之中見少陰厥陰之上風氣治之中見少陽少陰之上熱氣治之中見太陽太陰之上濕氣治之中見陽明所謂本也本之下中之見也見之下氣之標也本標不同氣應異象內經此旨深邃難測

上中下本標中氣圖

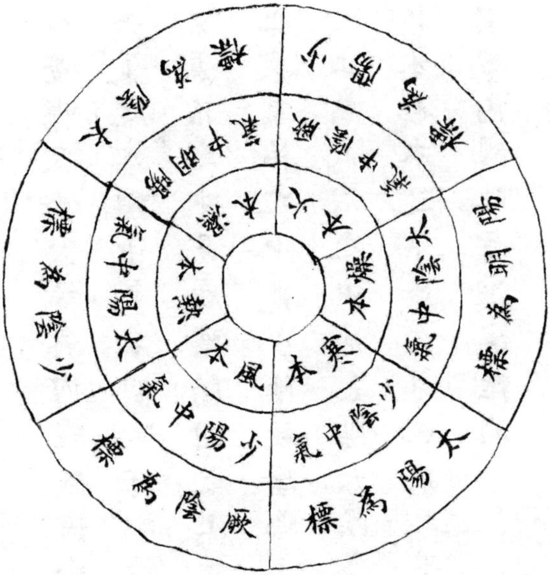

六經之氣以風寒熱濕火燥為本三陰三陽為標本標之中見者為中氣中氣如少陽厥陰為表裡陽明太陰為表裡太陽少陰為表裡表裡相通則彼此互為中氣義出六微旨大論

藏府應天本標中氣圖

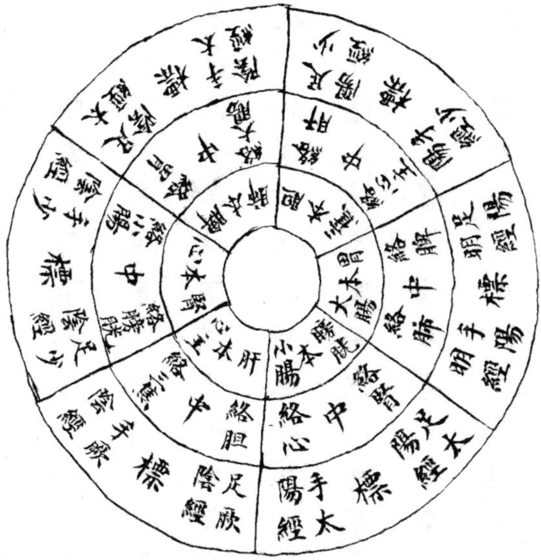

藏府經絡之標本藏府為本居裡十二經為標居表表裡相絡者為中氣居中所謂絡者乃表裡互相維絡如足太陽膀胱經絡於腎足少陰腎經絡於膀胱也餘倣此

〔3〕按至要大論曰少陽太陰從本少陰太陽從本從標陽明厥陰不從標本從乎中也何則少陽太陰從本者以少陽本火而標陽太陰本濕而標陰標本同氣故當從本然少陽太陰亦有中氣而不言從中者以少陽之中厥陰木也木火同氣木從火化矣故不從中也太陰之中陽明金也土金相生燥從濕化矣故不從中也少陰太陽從本從標者以少陰本熱而標陰太陽本寒而標陽標本異氣故或從本從標而治之有先後也然少陰太陽亦有中氣以少陰之中太陽水也太陽之中少陰火也同於本則異於標同於標則異於本故皆不從中氣也至若陽明厥陰不從標本從乎中者以陽明之

中太陰濕土也亦以燥從濕化矣厥陰之中少陽火也亦以木從火化矣故陽明厥陰不從標本而從中氣也要之五行之氣以木遇火則從火化以金遇土則從濕化總之不離于水流濕火就燥同氣相求之義耳然六氣從化未必皆爲有餘知有餘之爲病亦當知其不足之難化也夫六經之氣時有盛衰氣有餘則化生太過氣不足則化生不前從其化者化之常得其常則化生不息逆其常者化之变直其变則强弱爲災如木從火化也火盛則木從其化此化之太過也陽衰則木失其化此化之不前也燥從濕化也濕盛則燥從其化此化之太過也土衰則金失其化亦化之不前也五行之

氣正對俱然此標本生化之理所必然者化而過者宜抑化而不足者不宜培耶此說本之張景岳誠覺令悟但彼時未得明師友以導之致終身受高明之過可惜也夫

（4）按「唐宗海」曰內經所言某經之上某氣治之之上云者蓋謂藏府為本經脈為末是藏府居經脈之上故稱上焉由臟腑本氣循經脈下行其中絡者中之見也中見之下其經脈外走手足以成六經又各有太少陽陽明三陰之不同則係六氣之末矣故曰氣之標也前二圖至為明晰惟終於各經本氣尚未發明余特補之曰少陽之上火氣治之言少陽經之上為三焦胆府司人身之火氣三焦即油網論詳補例中三焦之原根于腎

氣名曰命門由腎系生出兩大板油由板油生出網油上生胸膈前連包絡而後附于脊與肝相連通於胆系命門坎中一陽行於三焦只是陽氣不名為火惟上通於胆得肝木之生化則成火矣所謂空中有火麗木則明蓋必麗於木而後稱為火故三焦中之陽氣乃火之根惟上合於胆乃為麗木則明之火是胆為火之故三焦為火之根而肝木則是生火之物故論火以與三焦為主胆中所藏之火出入皆以三焦為路道而托根又在腎系故胆與三焦同司火化世言肝胆包絡皆司相火心為君火此後世之說其实非也內經明言厥陰之上風氣治之少陰之上熱氣治之蓋少陰心腎同司熱氣不得名火熱與火後

世無分曉故混称君火相火不知天之陽氣必麗於木乃為火之実体若發於水中積為烈日亦祇是熱氣不名為火故内經曰少陰之上熱氣治之少陰坎中之陽氣上交於心而為心陽如天之有日司人身之熱氣與火不同乃先天之陽化生氣血之本也火與熱其辨如是至於燥氣又與火熱不同火熱皆屬陽而燥氣有陰燥陽燥是以異焉蓋與濕對濕為水火相交之氣燥為水火不交之氣究水火之所以不交則由於金性之收收止水火各反其宅故神名蓐收令司秋月草木枯槁水泉渴竭是為燥金用事之驗人秉燥金之氣為陽明經夫金氣收而水火不交是為燥則燥者水火消耗之氣也腸胃所以能化飲

食皆以其燥能消耗之也燥化不足則不消水燥化太過則傷津液陽燥是水不濟火此証最多陰燥是火不蒸於水此証間有此陽明之上燥氣治之之義濕者土之本氣土旺於長夏正水火相蒸之候水火相合遇木則腐而成土遇金則化而歸土故土又旺於四季蓋必水火金木相合而化然後成土是以洪範土居五行之末尤先要水火相蒸有此濕氣然後能腐化百物以成土土在天地間乃陰體之極大者也人秉之而為太陰脾經脾之氣化全以濕氣為主故曰太陰之上濕氣治之毋令太過不及則脾土安和也夫人之身主血分居內者太陰為大主氣分居外者太陽為大內經云太陽之上寒氣治之言太陽

經外以為衛元陽之氣也而此氣實發于膀胱寒水之中膀胱為腎之府主小便凡人飲入之水從腸胃入三焦油網從油網入膀胱如天之有海水之有壑應北方寒水之氣能導引心火清利三焦皆賴寒水之功用設人無此寒氣則不足以濟燥火熱故寒水之氣不可太過亦不可不及此水之所以能化氣衛外者則又賴心火下交而水化為氣也義詳太陽總論寒與風不同水化氣升為太陽寒水之氣化陽生陰退為厥陰風木之氣化厥陰為陰之盡陰盡陽生而和風生焉於卦為震於人為肝以肝体論得心脾之陰血凝結成質是為陰体為震卦之上二陰爻也肝中之系連于脊下連腎系腎水中之一陽所發生

為震卦之下一陽爻也名厥陰者以其体陰又曰風氣治之以用陽陰盡陽生是為和風風氣和而百体暢厥陰經所以司氣者如是大過不及則必生病焉論詳厥陰篇

(5) 按程郊倩云經猶言界經界既正則彼此輒可分疆經猶言常也經常既定則徒更輒可窮變六經署而表裡分陰陽劃矣凡虛寒溫之來雖不一其病務使經署分明則統轄在我不難從經氣淺而淺之深而深之亦不難從經氣淺而深之深而淺之可也

(6) 按六經之為病仲景各有提綱太陽以脉浮頭痛項强惡寒八字提綱陽明胃家實三字提綱少陽以口苦咽乾目眩六字

提綱太陰以腹滿而吐食不下自利益甚蓋腹自痛若下之必胸下結鞕二十三字提綱少陰以脉微細但欲寐六字提綱厥陰以消渴氣上撞心心中疼熱飢不欲食食則吐疣蚘下之利不止二十四字提綱以提綱為主參以論中兼見之証斯無遁情矣（鞕音硬堅也蚘食虫也）

（7）按程郊倩云仲景六經條中不但從脉証上認病要人兼審及病情太陽曰惡寒陽明曰惡熱少陽曰喜嘔太陰曰食不下少陰曰但欲寐厥陰曰不欲食凡此皆病情也

（8）按柯韻伯云太陽為先天之巨陽其熱發於營衛故一身手足壯熱陽明乃太少兩陽相合之陽其熱發於肌肉故蒸蒸發

熱少陽為半表半裡之陽其熱發於腠理時開時闔故往來寒熱此三陽發热之差别也太陰為至陰無熱可發因為胃行津液以灌四旁故得主四肢而發熱於手足所以太陰傷寒手足自温太陰中風四肢煩痛耳少陰為封蟄之本若少陰不藏則坎陽無蔽故有始受風寒而脉沈發热者或始無表热八九日來熱入膀胱致一身手足盡热者厥陰當兩陰交盡一陽初生其傷寒也有從陰而先厥後热者從陽而先热後厥者或陽進而热多厥少或陽退而热少厥多或陰陽和而厥與热相應者是三陰發热之差别也

(9)按高士宗云热陽氣也寒陰氣也惡寒者周身毛竅不得陽

氣之衛外故皮毛嗇嗇然洒淅也人周身八萬四千毛竅太陽衛外之氣也若病太陽之氣則通体惡寒從頭項而至背膂太陽循行之經也若然太陽之經則其背惡寒惡寒之外又有身寒身寒者著衣重複而身寒乃三焦火热之氣不能溫肌肉也本論云形冷惡寒者此三焦傷也即身寒之謂也

(10) 按灵樞本藏篇云三焦膀胱者腠理毫毛其應是太陽又主通体之毫毛而為膚表之第一層故必首傷太陽也然亦有不從太陽而竟至陽明少陽以及於三陰者張令韶註云此又值三陰三陽所主之部位而受之也灵樞病形篇云中於面則下陽明中於項則下太陽中於頰則下少陽其中於膺背兩脇

亦中其經又曰中於陰者常從跗臂始此皆不必拘於首傷太陽也柯韻伯云本論太陽受邪有中項中背之别中項則頭項强痛中背則背强几几也陽明有中膺中面之别中面則目痛鼻乾中膺則胸中痞鞭也少陽有中頰脇之别中頰則口苦咽乾中脇則脇下痞鞭也此岐伯中陽溜經之義其云邪中於陰從跗臂始奈何謂自經及藏藏氣実而不能容則邪還於府故本論三陰皆有自利証是寒邪還府也三陰皆有可下証是熱邪還府也此岐伯中陰溜府之義

（11）按張令韶云傳經之法一日太陽二日陽明三日少陽四日太陰五日少陰六日厥陰六氣以次相傳週而復始一定不移

此氣傳非病傳也本太陽病不解或入於陽或入於陰不拘時日無分次第如傳於陽明則見陽明證傳於少陽則見少陽證傳於三陰則見三陰證論所謂陽明少陽證不見者為不傳也傷寒三日三陽為盡三陰當受邪其人反能食而不嘔者此為三陰不受邪也此病邪之傳也須知正氣之相傳自有定期病邪之相傳隨其證而治之而不必拘於日數此傳經之大關目也不然豈一日太陽則見頭痛發熱等證至六日厥陰不已七日來復於太陽復又見頭痛發熱之證乎此必無之理也且三陰三陽上奉天之六氣下應地之五行中合人之藏府合而為一分而為三所該者廣今人言太陽止曰膀胱言陽明止曰胃

言少陽止曰膽三陰亦然是以有傳足不傳手之說不知藏府有形者也三陰三陽無形者也無形可以該有形而有形不可以概無形故一言三陽而手足三陽俱在其中一言三陰而手足三陰俱在其中所以六經首節止從太陽之為病而不言足太陽足太陰之為病其義可思矣況論中厥陰心包少陽三焦太陰脾之証頗多又陽明燥結有不涉於大腸者手傳足不傳手非也

按內經云太陽為開陽明為闔少陽為樞太陰為開厥陰為闔少陰為樞此數語為審証施治之大關鍵至於病何經或始只在一經或轉屬他經或與他經合病並病各經自有各經之的

証可驗原不可以日數拘而一日太陽至六日厥陰之數週而復始謂之經氣其日數一定不移医者先審出確係那一經之病証再按各經值日之主氣定其微甚卜其生死乘其所值之經氣而救治之此論中之大旨也其一二日八九日十餘日等字皆是眼目不可只作閑字讀也

(12)按或問張令韶曰傷寒六氣相傳正傳而非邪傳固已不知無病之人正亦相傳否不然正自正傳邪自邪傳兩不相涉正傳可以不論何以傷寒必計日數也答曰無病之人由陰而陽由一而三始於厥陰終於太陽週而復始運行不息莫知其然無病之人經氣之傳無非憑驗病則由陽而陰由三而一始於太陽終於厥陰自得病之日即

（從太陽之傳一日一經）一逆則病再逆則甚三逆而死矣所以傷寒傳經不過三傳而止安能久逆也其有過十八日不愈者雖病而經不傳也不傳則勢緩矣按唐宗海曰有病由陽而陰正氣逆行如天之五星逆行退舍乃其變也必待病退然後正氣復其常則仍順行而由陰出陽循行而不自覺此言傳經之理至為精當讀者當體會也

(13) 按宋元後醫書皆謂邪從三陽傳入俱是熱証惟有下之一法論中四逆白通理中等方俱為直中立法何以謂之直中謂不從三陽傳入逕入三陰之藏惟有溫之一法凡傳經俱為熱証寒邪有直中而無傳經數百年來相沿之法也余向深信其

然及臨証之久則以為不然直中二字傷寒論雖無明文而直中之病則有之有初証即見三陰寒証者宜大温之有初病即是三陰熱証者宜大涼之大下之是寒熱俱有直中世謂直中皆為寒証者非也有謂遞次傳入三陰盡無寒証者亦非也蓋寒熱二氣盛則從化余揆其故則有二一從病体而分一誤药而变何則人之形有厚薄氣有盛衰藏有寒熱所受之邪每從其人之藏氣而為熱化寒化今試譬之於酒酒取諸水泉寒物也酒釀以麯蘗又熱物也陽藏之人過飲之不覺其寒第覺其熱熱性迅發則吐血面瘡諸熱証作矣陰藏之人過飲之不覺其熱但覺其寒寒性凝滯則停飲腹脹泄瀉諸寒邪作矣知此

愈知寒熱之化由病人之體而分也何謂誤藥而變凡汗下失宜過之則傷正而虛其陽不及則熱熾而傷其陰虛其陽則從少陰陰化之証多以太陽少陰相表裡也傷其陰則從陽明陽化之証多以太陽陽明遞相傳也所謂寒化熱化由誤治而變者此也至云寒邪不相傳更為不經之說仲景云下利腹脹滿身體疼痛者先溫其裡而攻其表溫裡宜四逆湯攻表宜桂枝湯此三陽陽邪傳入三陰邪從陰化之寒証也如少陰証下利白通湯主之此太陰寒邪傳入少陰之寒証也如下利清穀表寒外熱汗出而厥者通脈四逆湯主之此少陰寒邪傳入厥陰之寒証也誰謂陰不相傳無陽從陰化之理乎末段採吳氏說其本註畧有異同然大体却不相悖

(14)按論中言脉每以寸口與趺陽少陰並舉又自序云按寸不及尺握手不及足人迎趺陽三部不參等語是遍求法所謂撰用素問九卷是也然論言脉不與趺陽少陰並舉者尤多是獨取寸口法所謂撰用八十一難是也然仲景一部書全是活潑潑天机凡寸口與趺陽少陰對舉者其寸口是統寸關尺而言也·與關尺並舉者是單指關前之寸口而言也然心營肺衛應於兩寸即以論中所言之寸口俱指關前之寸口而言未始不可也且足太谿穴屬腎足趺陽穴屬胃仲景用少陰趺陽字眼猶云腎氣胃氣少陰診之於尺部趺陽診之於關部不拘拘於穴道上取診亦未始不可也然而仲景不言關尺止言少陰趺

陽何也蓋兩寸主乎上焦營衛之所司不能偏輕偏重故可以概言寸口也兩關主乎中焦而脾胃之所司左統於右若剔出右關二字執著又不該括不如祇言趺陽之為得也兩尺主乎下焦而腎之所司右統於左若剔出左尺二字執著又不該括不如止言少陰之為得也至於人迎穴在結喉為足陽明之動脉診於左關更不待言者而且序文指出三部二字醒出論中大眼目學古而泥於古然後可以讀活潑潑之傷寒論

(15) 按唐宗海謂仲景診脉是人迎趺陽寸口太谿周身遍求至為精詳乃古法也與今之診法不同修園欲强通其説將偏診之法攔入寸口為今人説法則可為仲景作註則不可修園此

論殆不可從

(16)又曰仲景文法有引彼而例此者有因此而及彼者譬如文家有借賓定主法又是刪名有引案比例法蓋欲明乎此而又恐混乎彼勢不得不借彼以例此若讀者不知其文法將所引他經之證爲比較者亦不知辨即混注爲此經之證是膠柱鼓瑟矣總之仲景書每論一經之證而雜引經非本經而見他經之證實引他經之證以校勘本經耳如厥陰篇之此非蚘厥是自明其非厥陰證乃引少陰之厥以相證也又如少陰之厥有四逆散厥陰之厥有四逆湯皆非本經之證只是引他經以爲比而已若不分别見其論列何篇即註爲何經之證則將賓作

主矛盾叢生讀仲景書故當先講文法庶幾賓主不混

本書脫稿後偶成七律一首

潛心醫學幾經年　業肇岐黃猛着鞭　五運會通祈濟世

六經細究冀囬天　因深易淺傷寒論　化晦為明脉證篇

百十三方師仲景　闡揚聖道志惟堅

傷寒論淺解書後答辨

丙申春月余着傷寒論淺解一書脫稿告成友人聞之多来賞鑒余因出之請其摘瑕批謬有每究詞但對余曰是書所解之脈證頗為詳明但嫌其所解係屬舊体文言須用新体白話自屬更善且現在科學維新無論人体生理學及解剖學皆須用歐西術語是書所論之脈証及其解釋皆用中國舊有之術語及舊体文言豈非守舊性太深乎余因答曰非也譏余守舊固不敢辞但我國醫學所以復興者近因毛主席鑒於西醫之技術粗淺屢経比試皆不及中醫之神妙故特尊重中醫將祖國寶貴遺產盡令搜羅貢献於世余聞風欣忭响應號召將古代

之傷寒論之原文畧為解淺并以淺近之解釋使人易曉本欲用新体白話及西醫術語以為解釋但是白話文名雖淺白惟嫌語句繁而且長解釋意義方能詳盡不如文言文言簡意賅且用舊有之術語用舊体之文言以為解釋其意義方能詳盡若用新体之白話以為解釋不特意義難詳而語句過多連篇累牘故看者不易明瞭而語句太長反有傷視綫及腦髓矣若以西醫術語解之則張冠李戴其詞意豈不枘鑿不合乎雖然中西醫理皆宜學習但以中國人研究泰西之文字及西醫之術語未免隔閡難於學步不如使之學習本國之醫學用本國之文言以為解釋則駕輕就熟較為易學也余豈敢守舊而泥

於古哉倘子棄舊拜新而以古舊之文言為嫌因噎而廢食則古聖之書將無復存矣然則今醫學復興正宜重研古籍舊体文字何可鄙棄而子獨厭古趨新何其見之偏耶

傷寒論淺解

漢張仲景原文

廣西鬱林唐桂榮淺解
晏仲全參訂

太陽經論

太陽者元陽也其位在上而居於外其氣彌綸六合包羅萬象故無所不覆而化育萬物亦賴之焉故人身中之經氣與其相合者而名之蓋太陽經之經氣行於背上至頭項與及周身衛外之皮毛故象其位於上而居於外也且腎中一点元陽與膀胱水府相通故人身中之氣血全賴其化生徧布於周身充实於臟腑貫輸於百脉其生化之机咸賴之焉或曰太陽者巨陽

也其經氣乃水火合化而生也在天為日乃火之精在人身中為心乃君火之氣位居於上焦而腎為寒水之氣居於下焦且膀胱為腎之府因其全賴君火之氣下交而化其水氣而貫輸於三焦油膜之中偏布於周身通調於百脉功莫大焉然究其生化之机皆出於膀胱故以太陽經名之也且太陽經乃寒水主氣然其水氣本屬於腎今不屬腎而屬於膀胱者因膀胱為腎之府故也但腎中只有一点元陽即命門之火與膀胱之水相通薰蒸其水以化氣如釜底之燃薪然尚不能盡其生化之机又必賴上焦之心陽君火之氣下交以化其水氣如日光之照臨河海其熱度蒸騰海水以化氣始能盡其生化之机也蓋

心主血脉行於肌肉之間如將軍之安營於內故謂之營血況肺主氣而行於皮膚之間謂之衛氣如士卒之守衛於外也然營衛之氣皆屬於太陽經故人身受邪先從皮膚以入於肌肉皆本經先受之也故內經云風傷營寒傷衛故治病者必須和其營衛之氣使其汗出而病可解如麻黃湯之用麻黃入肺能開毛竅以和其衛氣使傷寒之邪從汗出而解桂枝湯用桂枝以强心陽以振其營氣使中風之邪亦從汗出而解然麻桂二湯又必須和其中土以盡其功用故太陽經氣不特與心腎相通而且與脾肺有關也然其關係猶不特脾肺也蓋六經之受邪皆從太陽而入因太陽主表無論風寒之邪莫不從表以入

裡故太陽篇中之方証以此篇為最多也

傷寒論淺解（附新釋方歌）

廣西玉林縣唐桂榮述釋
晏仲全參訂

傷寒論太陽証提綱

太陽之為病　脈浮而惡寒　頭痛項且强　提綱須細看

（淺解）此節是太陽病之提綱蓋太陽乃膀胱寒水之經主一身之肌表其經脈起於目內背上頭下項背抵腰間故其所發見之脈於兩手寸口診之若太陽經受病其六脈必浮因風寒傷於肌膚其邪乃從外表而入故其脈浮也且其寒邪與

衛氣相搏故其人必悪寒即怕冷也風邪入於太陽之经脉故頭痛且頸項强硬不舒也此後凡言太陽病者皆有此節之脉証故以此為提綱也

2 太陽病脉緩　發熱悪風同　時見汗自出　是名為中風

(淺解)此節是太陽中風病之提綱盖中風者乃風邪中於肌表也凡人營血不足肌表因虛故風邪即乘虛而入謂之中風因營屬陰且風性緩故其發見寸口之脉雖浮必見緩也且風為陽邪其性熱與營氣相搏則一身發熱(即發燒)且營氣不足而表虛故悪風(即怕風)且風邪與營氣相搏陰液不守

而外洩故時見汗自出也此後凡言太陽中風之病皆具有此節之脉証

（3）太陽病發熱　或未發熱間　必悪寒体痛　脉緊見寸関如或有嘔逆　是名為傷寒

（淺解）此節是太陽傷寒病之提綱蓋傷寒者乃寒邪從皮膚毛竅而入傷及太陽之經氣也然衛外之氣不固則寒邪侵入而毛竅為之閉塞陽氣與之相搏故發熱或閉欝不宣而不發熱總之傷寒之病其人之膚表為寒邪所傷必悪寒而身体痛也况傷寒之脉診之於兩手之寸口則六脉俱緊因寒

邪侵入於膚表其脉必見浮而兼緊急也因寒氣緊而風氣緩故也而其脉見於寸関者因寸関主陽主表尺脉乃主陰主裡今太陽傷寒病先從表而及裡也且因太陽之经氣行於胸間今因寒邪所傷故嘔逆也此後凡言太陽傷寒病皆具有此節之脉証

4 傷寒初一日　太陽病受之　若見脉静者　不傳经可知
症見頗欲吐　或見煩燥時　如脉象數急　傳经可預知
傷寒二三日　傳陽明少陽　二証如不見　是為不傳经

(淺解)此節是論傷寒病傳经不傳经之症蓋六经之氣一日行

一经如其人得病之第一日乃太陽经氣之所主故曰太陽病受之也然其经氣有漸次而傳者有不傳者舉其傳经者論之一日太陽先受二日以次傳之陽明三日傳至少陽四日傳至太陰五日傳至少陰六日傳至厥陰及至第七日其经氣復傳之於太陽謂之來復各经皆依次第傳之而察其病為何经之所主可也然其经傳與不傳必診之其人之脈靜與不靜若診其人之脈靜而不燥者則為不傳经可知矣若其人頗欲嘔吐且覺心中焦燥而煩悶且其人之脈象數而且急者是邪氣亢盛急切欲進其邪必隨经氣而傳有此

脈証可預知其必傳往也若其人之病至於二三日因二日乃陽明主氣三日乃少陽主氣在此二三日內不見有陽明少陽之脈症即是其邪不傳往也

（5）

太陽病發熱　口渴不惡寒　此名為温病　與傷寒不同
如若發汗已　身反灼熱者　名之曰風温　風温之為病
脈陰陽俱浮　身重自汗出　多睡眠息鼾　且語言难出
若被誤下者　小便必不利　目直視失溲　若誤被火者
身微發黄色　劇則如驚癎　時瘈瘲抽搐　若被火薰之
一逆尚引日　再逆促命期

〔淺解〕此節是論温病誤治則变為風温之症温病者與傷寒相對者也蓋寒屬陰邪温屬陽邪故其証治各不相同也假如太陽病傷寒發熱惡寒口不渴若温病則不然雖是太陽之病因陽氣過亢故發熱無寒氣之所感故不惡寒且因熱邪焦灼津液故口渴此乃名為温病也如若發汗之後倘屬傷寒其病必解今病人因風邪乘其汗出而入與身中熱氣相搏其人身反灼熱者此得名為風温之病蓋風温之為病其寸口之脈必陰陽俱浮因風温屬陽邪陽主浮故六脈俱浮也況温病乃湿熱之氣所合而成今其津液被湿熱所薰蒸

故身重汗自出也且热氣乃少陰君火之所主少陰病但欲寐故多睡眠而息鼾也因舌為心之苗心病則舌強故語言难出若被医者誤下之以耗其津液故小便不利也且心氣虛不能上荣於目其瞳睛不能轉動而直視且心火炎不能下達於膀胱致失其化氣之力而失溲也若誤被艾火薰之者則其湿热之氣薰蒸益烈故病人身必發黄也風温火热相熾焦灼其津液則其筋脈必燥急如驚癇之病有時瘈瘲而抽搐如角弓反張之狀若被艾火薰之是為逆也若祇此一逆其病尚引日（即延長時日）猶可治若医者再誤施以辛

熱之葯劑則為再逆其病必难治則病人之命期必促而不矣

（6）

病發熱惡寒　是發於陽也　無熱惡寒者　是發于陰也

陽者七日愈　陰者六日愈　以陽數為七　陰數六故也

（淺解）此條是論太陽病之陰陽及其病愈之期蓋風寒之邪入於太陽之经與其陽氣相搏則病人必發熱而惡寒此乃病發於陽也若風寒之邪入於太陽之经與其陰氣相搏則病人必無熱而惡寒此乃病發於陰也然病於陽者當七日愈病於陰者當六日愈乃因六经之氣每日行一经至六日則

陰經已行盡七日乃陽氣來復之期蓋陽氣復則邪自退而病愈以陽數為七陰數六故也

（7）太陽病頭痛七日自愈者　行經盡故也　若欲再作經針足陽明穴　將邪盡洩之　使經不能傳　其病當自愈

〔淺解〕此節是論太陽病自行本經病愈之期若太陽頭痛之病其邪不傳他經病至七日則其本經之氣已經行盡經氣復旺故病可愈也若其邪再傳而作他經之病則陽明之氣必先受之故當針足陽明胃經之穴將其邪盡行洩去之使其邪不能隨經氣所傳則其病當自愈也

（8）太陽之為病　其証欲解時　從巳至未上　可提前斷之

（淺解）此節是論太陽病解有一定之時若太陽之為病其証欲解之時必有一定之時間因太陽乃寒水之經與少陰君火相表裡其氣互通因巳午未三時乃少陰君火主氣之時今太陽寒水之病得君火之旺氣相和則寒熱相合故其病可解也

（9）太陽中風家　表邪已解時　尚覺不了了　十二日愈之

（淺解）此條是論太陽中風之病愈有定期凡屬太陽中風家之病其表邪欲解之時候其邪雖減其病尚覺不了了而未愈

必須至十二日之期待其行盡表裡之経氣則正氣自復邪氣自退故病可愈也

10 病人身大热　反欲得近衣　此热在皮膚　而寒在骨髓

(淺解)此節是論太陽當細辨其表裡寒热之証狀若太陽之証病人之身体大热如發燒狀反欲得近身之衣服以覆之可知其热在皮膚之表而寒在骨髓之裡也推而論之若其人惡寒而反欲去衣者可知其寒在皮膚而热在骨髓也欲辨其表裡寒热之真偽者須當細察其病情以此例推可也

(伤寒論心法訣要(11)

(11) 太陽中風証　陽浮热自發　陰弱汗自出　嗇嗇而惡寒

第节11
是論太阳中风病脉証并其治法

淅淅而悪風　翕翕而發熱　鼻鳴乾嘔者　桂枝湯主之

（淺解）此節是論太陽中風病之治法蓋太陽中風之証乃因其病人肌表虛風邪乘隙而入其急速如箭之中鵠故曰中風但其風邪既中於表則其陽氣必浮於外故熱自發也且因其陰液虛弱為風之所動而不能歛於內而汗自出也且其人必嗇嗇縮縮悪寒而現出怕寒冷之狀又淅淅然毛悚而悪風如怕風吹之狀翕翕然緩緩發熱如發燒之狀又因風邪閉塞肺竅以致鼻中呼吸之氣其氣息之鳴如有声之狀其風邪窒塞於胸間而乾嘔者當用桂枝湯主之

此节是(乙)

论太阳中风病当用桂枝汤之法

(1)太陽经之病　頭痛且發热　汗出惡風者　桂枝湯主之

(淺解)此節亦是論太陽中風病之治法若太陽经之病病人乃因為風邪所中與其陽氣相搏故頭痛且發热也又因風邪干動陰氣故汗出而惡風也蓋陰氣即营氣陽氣即衛氣皆因其营衛之氣不和故為風邪所中當用桂枝湯以調和其营衛之氣故邪退而病自解也

一 桂枝湯方

桂枝三両去皮　白芍三両　炙炸二両　生姜三両切　大棗十二枚劈

右五味㕮咀以水七升微火煮取三升去滓適寒温服已須

臾喝熱稀粥一升餘以助药力温覆令一時許遍身漐漐微似有汗者益佳不可令如水流漓病必不除若一服汗出病差停服後不必盡剂若不汗更服依前法又不汗後服小促使其間半日許令三服盡若病重者一日一夜服周時观之服一剂盡病証猶在者更再服若汗不出者乃服至二三剂禁生冷粘滑肉麵五辛酒酪臭悪等物

（歌）頭痛項强發熱同　脉逢浮緩是傷風　自汗桂枝兼芍棗羌啜粥建奇功

（方解）蓋桂枝辛能驅風散寒甘能益氣和血且能强心陽故能

使無汗能發有汗能止而麻黃湯亦用桂枝也佐以白芍之苦寒以歛陰和血故能調和營衛而發熱惡風之症自除且能固心歛液自汗能止再加以大棗甘炒甘能益中和胃生羌之辛宣通陽氣調和脾胃存津液且啜粥者其精義在通營衛而助藥力也是故仲景全部傷寒論皆以存津液和胃氣為度世之金箴者於此可見矣

是节是(3)论太阳中风与阳明合病当用桂枝汤加葛根之法

(13)太陽經之病　項背強几几　反汗出惡風　宜用桂枝湯加葛根治之

(淺解)此節是論桂枝湯加葛根湯之治法若太陽經頭痛之病

其人項背强硬几几然如小鳥向母求食之狀因其陰氣為風邪所干動反覺汗出而悪風此乃風邪中於經輸所致也故當用桂枝湯加葛根以治之

2

桂枝加葛根湯方

桂枝三两去皮　白芍三两　甘草二两炙　生姜三两切　大棗十二枚擘　葛根四两

右六味以水七升納諸药煮取三升去滓温服一升不須啜粥餘如桂枝將息及禁忌法

（歌）

桂枝湯内葛根加　項背几几撤來邪（太陽）　汗出悪風應解表

經輸邪去病堪瘥

(方解)仲景傷寒論有三要素麻黄治皮毛傷寒諸病桂枝能治肌肉中風諸病葛根能治經絡傷風諸病是因麻黄能解膚表之邪桂枝能解肌肉之邪葛根能解經絡之邪故也今邪不在膚表故不用麻黄而邪祇生於肌肉經絡之間故用桂枝加葛根湯以發其汗汗出而邪去風自息矣今病太陽症項背强几几因太陽脉起于目内眥由頭下項夾脊抵腰間此其經絡之道路也且風傷其經輸故見項背强几几今用葛根為君加桂枝湯以治之因葛根之性能升發陽氣其根入土最深其藤蔓延最長且能吸收土中之水氣而上舒其

藤蔓與徑脈之吸收血液而運輸周身無異所以加桂枝湯者因徑脈行於肌肉之間故與桂枝湯合用方能解肌而散表邪也

此是論太阳病误下後当服与不当服桂枝之法

(4)

（14）

太陽誤下後　其氣上衝時　可與桂枝湯　如若用前法若氣不上衝者　不可以與之

（淺解）此節是言太陽病誤下以致邪氣陷於下且中土之氣因之以虛土不制水則寒邪之氣與邪氣相協以上衝因桂枝性能下達以引其邪氣出於肌表倘其邪氣不下陷者其氣必不上衝則桂枝湯非所宜用也

是甚是論太病言汝三陽之經氣已過本不當用桂枝湯若誤吐下熏針病仍不解亦不當用桂枝湯之法

此是論脉浮緊發熱汗不出是傷寒表實之病應用麻黃湯解表不當桂枝

(5)(15)太陽病三日　已應發汗期　若吐下溫針　而仍不解今

此成爲壞病　桂枝不當施　觀其犯何逆　隨症以治之

(淺解)此節承上節而言桂枝湯不可妄用今太陽病三日三陽之經氣尚在表故應發汗過此三日則經氣入裡不宜發汗矣若吐下溫針而病仍不解矣此成爲壞症不宜再用桂枝湯以解表也观其犯何逆應當隨証以施治之

(6)(16)桂枝本解肌　若其脉浮緊　發熱汗不出　不可用桂枝

(淺解)此節是言桂枝湯本是治中風脉浮緩汗自出之証今其証脉浮緊發熱無汗乃是傷寒之証其非中風之証不宜用

解肌之法

桂枝解肌也

此是論桂枝湯酒客禁忌之法（7）（XX）

若酒客之病　勿與桂枝湯　因得湯則嘔　因嗜酒之人不喜甘故也

（淺解）此節是言酒客不可用桂枝湯因其人素嗜飲酒湿热鬱積常慣汗出有時患病亦自汗出非桂枝之中風汗出也且桂枝湯味甘而温温热相迫故得湯則嘔其不喜甘可知因甘勝湿故也是以桂枝湯不宜用之

此是論太陽病誤下气喘者應用（8）（XX）

太陽病喘家　誤下表未解　可與桂枝湯　加朴杏治之

（淺解）此節是論太陽病喘家之治法凡患太陽病之人無論素

用桂枝湯加朴杏治之之法

有喘病或新加氣喘之症總謂之喘家若病人因被誤下邪入於裡以致氣喘而表邪未解者可與桂枝湯加厚朴杏仁以治之

此是誤用桂枝湯必吐膿血因熱傷血脈之法

(9)

（双）凡服桂枝湯　其人若吐者　後必吐膿血

（淺解）此節是論誤服桂枝湯之證因桂枝湯性辛熱凡陽盛陰虛素有濕熱之人皆宜忌服誤服吐膿血者因其人素有濕熱陽亢之病若誤服之而陽熱益熾血脈被迫故吐膿血也

桂枝加厚朴杏子湯方

桂枝　白芍　甘草　生姜　大棗　厚朴　杏仁

歌桂枝湯中加朴杏　下後微喘治為上　不用麻黄因表虚
桂枝解肌最善策

(方解)蓋厚朴辛温降氣杏仁亦降利肺氣皆治喘之要药也今汗後微喘則中氣已虚腠理已疏故不用麻黄之開竅而發汗而應用桂枝湯之加朴杏也因桂枝能强心而解肌芍药能斂陰而和血棗炸能益中而補虚再加生姜之宣通経氣厚朴杏仁之平喘下氣可見此湯之為佳也

(10) 崑論渓 發汗汗出 过多遂漏

(20)太陽病發汗　遂漏而不止　其人因悪風　而且小便难
四肢微拘急　难以屈伸者　宜用桂枝湯　加附以治之

不止宜用桂枝湯加附子之法

（淺解）此節是論桂枝湯加附之証治若太陽之病乃因汗出太過勢將亡陽或因陽氣素虛誤發其汗則汗出遂如漏之出水點滴不止其人因陽氣已虛故惡風而小便难也又因陽氣虛不能外達於四肢故手足微拘急难以屈伸者宜用桂枝湯加附子以治之

3 桂枝加附子湯方

即桂枝湯加附子一枚炮

（歌）桂枝湯本治風傷　汗漏不止恐亡陽　四肢拘急寒邪盛　加附回陽特擅長

此是論太陽病因陰盛当用桂枝湯去芍药之減法大論太陽病因陽虛当用

〔方解〕附子味鹹性熱能溫腎以逐水故能直入少陰以溫其陽而驅寒水之邪今病風家因汗不如法遂漏不止而風寒未退故惡風因汗多亡陽津液已傷故小便难且因寒邪閉束於四肢而陽氣不能達故难以屈伸也故加附一枚以驅寒邪而扶陽氣仍用桂枝湯以解肌則病自愈矣

（二一）太陽病下後　脉促而胸滿　宜用桂枝湯去芍药治之

若微惡寒者　桂枝去芍药湯中加附子　此病可治之

〔淺解〕此節是論桂枝湯去芍之証治若太陽証誤下因寒邪陷入于内而不得伸欝滯胸間氣道為之阻塞故氣促胸滿此

桂枝湯去芍藥加附子之法

因寒為陰邪不用白芍之斂陰以助之故去之也更見微寒者是因其陰邪盛陽氣虛故也故加附子以扶陽而祛陰邪仍用桂枝湯去芍以解肌則寒邪退而病自愈矣

4 桂枝去芍藥湯方

即桂枝湯原方去芍藥

以水七升煮取三升溫服一升

5. 桂枝去芍藥加附子湯方

即前方加附子一枚炮去皮破八片五味㕮咀以水七升煮取三升溫服一升惡寒止停後服

此是論傷寒22 八九日傳經至少陽之期 如熱多寒少 其病為欲愈 今脉悪寒是陰陽俱虚因 面赤反热色是肌表鬱滯 急用桂枝麻黄各半湯之法

太陽八九日　其人如瘧狀　發热且悪寒　热多且寒少
如若不作嘔　圊便欲自可　一日二三發　脉見微緩者
是為欲愈也　脉微悪寒者　此陰陽俱虚　不可更發汗
更下更吐也　面色反热色　此未欲解也　不得小汗出
用麻桂各半　二湯合治之

(淺解)此節是論麻桂各半湯之脉証若傷寒之人其病已经八九日乃傳经至少陽主氣之期故其証如瘧疾之狀因風寒之邪與其陰陽之氣相搏故發热悪寒因陽盛陰衰故見寒少热多如若不作嘔者因胃氣無傷故其圊便欲自可也且

其寒热往来一日二三發其人脉見微緩者因脉緩是邪氣已衰正氣將復若此者是其病欲愈也若病人脉微惡寒者此乃陰陽俱虛不可更發其汗亦不可誤下之更誤吐之也若其人面色反見热色此陽氣欝而不伸故其病為未欲解也因不得小汗出以通其陽氣故病不解當用麻桂各半湯合併以治之使得微汗出其病自解矣

5 桂枝麻黄各半湯

桂枝一両十六銖去皮　芍藥　生姜切　炙炸　麻黄各一両去節　大棗四枚擘

杏仁二十四個湯侵去皮尖及双仁者

右七味以水五升先煮一二沸去上沫納諸葯煮取一升八合去滓温服六合

（歌）麻桂各半湯並施　如瘧面赤身癢兮　寒少热多邪内鬱應知發汗不宜遲

（方解）此言傷寒八九日乃傳经少陽之期故如瘧狀因風寒之邪相搏於内而陽盛陰衰故見寒少热多且邪氣鬱於内而不得伸而肌表之氣不和故面赤身癢尚宜發汗使其邪仍從太陽而出故用麻桂各半湯以解肌表之邪麻桂各用三者因欲急發其汗故也

覚論太阳病23發汗不解當刺風池風府仍用桂枝湯之法

太陽病未愈　初服桂枝湯　反煩不解者　刺風池風府仍與桂枝湯

（淺解）此節是論太陽病刺药並施之法若太陽病之人其証尚未愈初服桂枝湯反見心煩而其病不解者此乃太陽経脉之氣不通當刺風池風府仍與桂枝湯以通調營衛其病可解也

覚論误服桂枝湯大煩渴不解當用白虎加人參湯挽救之法（24）

服桂枝湯已　大汗出之後　大煩渴不解　如脉洪大者宜用白虎湯　加人參治之

（淺解）夫服桂枝湯已本當微汗而愈今則不然反見其大汗出

之後大煩而口渴今表尚未解更大汗亡陽如因汗出過多陽氣亢盛熱邪內灼以致津液枯竭蓋津液者胃中水穀之所生也今胃氣已傷其津液不能上輸故心煩而口渴脈見洪大是故用白虎加參湯治之因急救其津液也

8

白虎加人參湯方

知母六両　石羔一斤碎綿裹　甘炒炙二両　粳米六合　人參二両

右五味以水一斗煮米熟湯成去滓溫服一升日三服

（歌）白虎湯羔米炒知　渴煩大汗治當施　脈來洪大陽亢甚
救液加參奏效奇

（方解）方中用石羔之甘寒以清胃中之邪热知母之苦寒以滋胃中之陰液且佐以米炸之甘皆能清熱而生津且因大汗之後中氣已虛故加人參以大補其中氣而生其津液是此方之真諦也

太陽経之病　發熱而惡寒　熱多而寒少　若脉微弱者
此是無陽也　不可發其汗　桂枝用二分　越婢用一分
二湯合治之

此篇是病尚（25）在太阳之肌表因脉轉微弱知邪已入太阴應用桂枝越婢湯之法

（淺解）太陽病發熱惡寒是其本証今熱多寒少乃陽邪勝于陰邪也其病應愈未愈者是陽邪與邪皆陷於陰也其脉見微

弱者是其邪氣不留陽明而超越太陰故曰無陽也此則証為陽脉為陰因脾氣不能外達應當使其邪氣越脾而出於陽明達於肌表故用桂枝湯加麻黄以解肌表之邪石羔以清陽明之邪引其邪出於肌表而病自解也論中無陽二字言陽氣陷於陰中既無表陽之証不可發其汗故用越婢湯方中石羔質重而沉帶同麻黄之勇入於裡陰之中使其邪還同桂枝湯復出於肌表而愈

此方與前方俱26）是太阳之邪陷入太阴但是前方是治[illegible]寒本

服桂枝湯已　医者或下之　仍頭項强痛　翕翕然發熱
心下滿微痛　無汗尿不利　桂枝湯去桂　加苓朮治之

是阳热之症浅解）此方與越婢一湯皆同邪陷於太陰因越婢一湯之証皆
因脉轉微弱
是邪陷入太阴屬陽証而只因脉微弱始知邪陷于太陰脾因邪入未深尚
但是無表太阴
之症可知其邪無太陰脾之本病故當引其邪從陽而出而病自解今此証
尚浅此属表名
表阳仍应用桂因服桂枝湯誤下雖翕翕發熱無汗尚屬陽証而心下滿而
枝或越婢一湯導
其邪超越脾阴痛小便不利皆太陰脾受邪之証狀其邪深入不能復越脾
从阳份而出本而出於陽而當導太陰本经之湿氣下行使其邪氣從小便
方亦是太阳之邪
陷入太阴故心下而出故宜去桂辛温散陽之药而加白朮之去湿而補脾土
滿痛小便不利
已经发现太阴茯苓之利水而去湿其病自愈也
之症邪入已深
故应用桂枝桂枝去桂加茯苓白朮湯
加苓朮湯培補

芍藥三兩　炙炒二兩　生羌　茯苓　白朮各三兩　大棗十二枚

右六味㕮咀以水八升煮取三升去滓溫服一升小便利則愈

桂枝去桂苓朮加歌

桂枝去桂苓朮加　心下滿痛病堪差　翕翕發熱而無汗　小便不利去濕邪

(27)傷寒証脉浮　心煩微惡寒　小便數汗出　脚攣急不安　反與桂枝湯　是誤攻其表　得之便見厥　煩燥咽中乾　如更吐逆者　羌炒湯與之　以復其陽氣　若厥愈足溫　更與羌炒湯　滋陰脚便伸　若胃氣不和　其人譫語者

脾經之陽氣使邪從小便而出此兩方病情之陰陽邪之深淺學者須當細究。又以上十方除白虎加人參湯外皆是桂枝湯加減法其中包括太陽營衛表裏表之虛及邪入陽明太陰之治法讀者當細細玩味分晰清楚之。但白虎加人參湯和是誤服桂枝湯補救之法

少與調胃湯　若重發其汗　且復加燒針　四逆湯主之

(淺解)此言太陽傷寒邪氣深入於陰與少陰寒水之氣相與為祟因陰盛則陽衰而寒邪易熾手少陰心之君火既衰則悪寒而汗出心液既亡則煩燥咽中乾少陰之寒邪迫於膀胱故小便數陰邪既盛故下焦之血脉為其所迫得脚攣急且少陰之寒邪既盛則土氣因之而衰故寒邪得侵入脾胃脾主四肢故厥土不制水故小便數此証治法之精義也

甘炒四两乾姜

右㕮咀以水三升煮取一升五合去滓分温再服

第一方是論是論寒邪之入少陰之裡當用甘炒乾姜湯之法

芍藥甘草湯方

此方是因汗出傷陰當芍藥甘草湯之法

白芍四兩 炙甘草四兩

右二味㕮咀以水三升煮取一升半去滓分溫再服之

調胃承氣湯方

此方是因熱邪陷入於胃胃氣不和當用調胃承氣湯之法

大黃四兩去皮酒浸 甘草二兩炙 芒硝半升

右三味㕮咀以水三升煮取一升去滓納芒硝更上微火煮令沸少少溫服之

四逆湯方

此方是因大汗亡陽當用四逆湯之法

甘草二兩炙 乾姜羣 附子一枚生用去皮破八片

右三味㕮咀以水三升煮取一升二合去滓分温再服强人可用大附子一枚乾姜三两

歌炘姜汤可治心烦　两脚挛急且恶寒　脉浮汗出小便数
烦燥吐逆咽中乾　若然足温厥变愈　去姜加芍脚当伸
或加譫語胃不和　調胃承氣可回春　或重發汗加燒針
四逆湯施奏效神

(方解)一本方用乾姜之辛温而驅寒邪然必炮黑而用者何也
因乾姜乃肺经之要药今邪不在肺而在少陰故必將姜炮
黑使其有苦焦之味已入心经也且其色黑入腎使其入少

陰以驅寒水之邪佐以炙草之甘温補太陰脾土之陽氣以助少陰君火之陽氣是陽氣既囬則土能制水水能濟火則寒邪自退矣此古聖製方之妙諦也

二且本方去姜加芍藥湯因前証厥囬足温之後而脚尚攣急因津液既亡血脉未和故也今用白芍之滋陰以生津液和血以利筋脉故足伸而病愈或尚有譫語胃氣不和則津液既亡而未全復故胃不和且少陰之寒邪雖退而陽氣猶亢熱邪内灼故有譫語也今用調胃承氣湯者乃清太少兩陰之熱則津液復而潤其經脉則胃氣和而不亢諸病自愈

矣

三本方用大黄之苦寒而清胃中之熱芒硝之鹹寒以清少陰之火熱而滋其陰液且用炙甘炸之甘緩以佐之使胃氣和而津液自生也

四上節所言皆陰退陽亢熱盛亡陽之病今擧下節重汗燒針亡陽寒厥之証與上節相反比例也今言前証雖愈或因重汗或因燒針而重亡其陽則証見厥逆是陽氣既亡陰寒独盛於内故也宜用附子辛温以回陽炮羌之苦温以驅寒甘炸之補中以調和其陰陽使陽復而陰和而病自愈矣

28 病如陽旦証 按法而治之 應增劇厥逆 而且咽中乾

其兩脛拘急 有時作譫語 此証至夜半 其手足當溫

且兩脚當伸 何以先知此 因其寸口脉 浮而且見大

此是重申前節太阳病之意当用四方治之詳述其意也此是仲师之心法三復叮嚀使人知此玩味不可轻忽视之也

浮則為風象　而大則為虛　風則生微熱　虛則兩脛攣

攣症象桂枝　因加附子參　其間增桂枝　令其自汗出

以附子溫經　救亡陽故也　厥逆咽中乾　是陽明內結

譫語而煩亂　更飲草羌湯　夜半陽氣運　兩足自然溫

脛尚微拘急　重與芍草湯　爾乃得脛伸　若以承氣湯

大便多微溏　則止其譫語　故病可愈也

此節是言似陽旦証而非陽旦証之病仲師論此語意頗詳毋庸再贅但其中用承氣湯者是承上節調胃承氣湯而言故曰便溏則愈非用大小承氣湯以攻下之也（重申前節）

此是論太阳中風邪以入阳明当用葛根湯之法

葛根湯方

(29)太陽經之病　項背強几几　無汗且惡風　葛根湯主之

(30)太陽與陽明　如其合病者　必當自下利　葛根湯主之

又是論太阳与阳明合二病下利当用葛根湯之法

葛根四兩　麻黃三兩去節　桂枝二兩去皮　芍藥二兩切　甘草二兩炙　生姜三兩切　大棗十二枚擘

右七味㕮咀以水一斗先煮麻黃葛根減二升去沫納諸藥煎取三升去滓溫服一升覆取微似汗不須啜粥餘如桂枝湯法將息及禁忌

(歌)葛根湯桂芍草麻　升散能祛項背邪　無汗惡風姜棗入　陽明下利治堪加

(解)上節為葛根加桂枝湯乃治項背強几几汗出惡風之症此是太陽中風邪入經輸故加葛根入經輸使邪氣出於肌

表今此方不名加桂枝而名葛根湯者前者因有汗惡風屬於中風證故仍用桂枝湯之名也今此湯因治無汗惡風是邪入經輸無汗為表寔有汗為表虛故也此湯既治表寔故加麻黃以開毛竅使其經輸肌表之邪得葛根之力由經輸出於毛竅而病自愈故以葛根之名為主也其能治太陽陽明而下利者是因葛根入土最深能吸收其水氣貫澈上下陽明下利是因水邪下陷衛陽不得升故用葛根以升發衛陽使其水氣通調于上下而病自愈也

（15）葛根加半夏湯方

（此是太阳与阳明合病不下利但呕者当用葛根汤加半夏之法）

太陽與陽明　合病不下利　其人但嘔者　宜用葛根湯

又本方是重表不下利加半夏治之

因經氣與邪氣相併下

降故但當下利今不下葛根湯原方加半夏半升洗同法煎服

利反作嘔是邪[illegible]

氣與經氣上逆（不解）此方本是治太陽陽明合病之症因陽明病本當下利今

故作嘔當加半

下降但之氣其嘔即反不下利而嘔可見其邪不下行而上逆故加半夏以闢

止倘下利但當者若降下之藥結降逆以止嘔葛根湯同用則太陽與陽明之症不難解

用半夏則本經

之氣更為下陷矣

此是論桂枝症（16）葛根黃芩黃連湯方

誤下熱邪陷

入陽明當用葛根半斤 甘草二兩炙 黃芩三兩 黃連三兩

葛根湯加芩右四味以水八升先煮葛根減二升納諸藥取二升去滓

連之法分溫再服

又此方是重在中風悞下熱邪陷入陽明導下利不止脈促喘而汗出與太陽病狀相似 太陰病是寒利而攻而下利不止喘而汗出但脈轉沉脈不同此陽是陷見之利下陷陽明表陰病之寒之症桂枝有大凍之劑稍有不收生一死之劑不寄不收也

（32）太陽桂枝証　醫反誤下之　下利遂不止
若見脉促者　是表未鮮也　喘而汗出者
用葛根「湯」為主　芩連草治之

（歌）芩連葛草合成湯　下利不止津液亡　喘而汗出陽明燥
熱邪清解是良方

（衍解）此節與上節皆係邪陷陽明上節是太陽陽明合病不下利而反嘔故加半夏之降逆以治之今此方是桂枝証因桂枝証是傷于風邪今陷于陽明而下利不止風性熱火熱内迫故下利不止而津液亡津液無以上滋故喘風為虚邪故汗出故用葛根之甘寒入土最深吸收土氣最富

以上三方皆是葛根湯加減之法緣是太陽經風熱之邪陷入陽明之治法

生津液而潤陽明之燥佐以芩連之苦寒以清其熱邪和甘草之甘涼以滋陽明之燥故病自愈也此節是陽明病因熱邪所傷下利不止故脉促喘而汗出與太陰病之下利不止喘而汗出不同因太陰病是寒邪內攻此病是熱邪內傷也醫者當細辨之可也

（17）麻黃湯

此是論太陽傷寒表實之症當用麻黃湯發汗解表之法

（33）太陽經之病　頭痛而發熱　身疼與腰痛　骨節皆疼痛
惡風而無汗　且見氣喘者　麻黃湯主之

麻黃三兩　桂枝三兩去皮　甘艸一兩炙　杏仁七十個去皮尖

右四味以水九升先煮麻黃減二升去上沫納諸藥煮取

凡此方是重症
惡寒無汗因
寒為陰邪傷
寒是陰氣盛
陽氣衰寒
邪封閉表
表故惡寒淺
無汗兩桂枝
湯不同桂枝湯
是治中風風性
陽邊開腠表虛
陽氣外泄故發熱
自汗

二升半去滓温服八合覆取微以汗不須啜粥餘如桂枝湯將息

歌　頭身疼痛是傷寒　浮緊脉來見一斑　喘而無汗需麻杏桂草功高解表間

方解　此方為傷寒發汗解表之首方也主治太陽病頭痛項强發熱惡寒腰痛周身骨節疼痛無汗胸滿而喘或乾嘔脉來浮緊者如能加減用之兼能治頑痰壅閉皮毛腠理之間者與風寒濕三氣雜至以成麻痺和冷風哮之症

麻黄中空外直形如毛竅骨節且味辛入肺能散肺中之寒邪從毛竅而出為衛分發散風寒之品桂枝宣通陽氣

發散風邪且能入心化液通經絡而出汗為營分散解風寒之品杏仁為心（氣） 温能助心散寒苦能利肺下氣且能泄滿與桂枝同用能宣通心陽以散胸中陰霾之氣故能除胸滿而平喘息也甘草和中清胃與諸藥同用能開竅利氣使腠理之寒邪泄出而周身骨節之痛自除矣此仲聖固脾胃存津液之義也

此是太陽經十日經氣傳尽三陽若脈浮細嗜臥是邪不傳裡也胸滿脇痛是邪從内陽樞轉当用小柴

（34）太陽經之病　十日經已去　脉象見浮細　而且嗜臥者
是外已解也　若胸滿脇痛　可與小柴湯　如脉但浮者
與以麻黄湯

（淺解）此節言太陽証十日已去正值少陰主氣之期但見脉浮細

胡湯治之
或脉但浮是表
未解當用麻黄
湯之証

而嗜臥因脉浮為太陽証細為少陰証今嗜臥是太陽之氣與少陰之氣相和外邪已解也設令胸滿脇痛為少陽之証當與小柴胡湯以轉其樞則太陽之邪從胸脇而隨其樞轉矣然太陽與少陰相表裏少陰主樞故用小柴胡湯以轉樞也今但脉浮而不細無少陰症可知故須仍用麻黄湯以解其表也

(18) 大青龍湯

(35) 太陽中風証　其人脉浮緊　發熱而惡寒　且見身疼痛
若是不汗出　而覺燥煩者　大青龍主之　倘若脉微弱
汗出惡風者　不可服此湯　服之則厥逆　筋惕而肉瞤

此為逆証也

麻黄（六兩去節）桂枝（二兩去皮）甘草（二兩炙）杏仁（五十個去皮尖）生姜（三兩切）大棗（十二枚擘）石羔（如鶏子大碎）

右七味以水九升先煮麻黄減二升去上沫納諸药煮取三升去滓温服一升取微似汗汗出多者温粉樸之一服汗出停後服汗多亡陽遂虚悪風煩燥不得眠也

（歌）麻黄湯加姜羔棗　兩傷營衛治為高　本標兼病因煩燥　大青龍如变化鰲

（解）此証太陽中風証悉具今反見脉浮緊發熱悪寒身疼痛不汗出而煩燥此皆傷寒之見証非特中風乃風寒兩傷之症也蓋風性熱與寒邪相摶故煩燥而不汗出故方中麻黄與

桂枝湯合用而去芍者因其無汗也加石羔者因寒熱之邪相搏而傷其津液乃太陽標熱之症故加石羔之甘寒而生津液使肌表之風寒俱從汗出而解也二節所言若脉微弱汗出悪風不可服此湯者因脉微弱屬少陰本病汗出悪風是中風本証此是風邪入于少陰與上節風寒两傷不同故不可誤服此湯也

此湯仲聖明言太陽中風証方中并詳言傷寒之脉証及煩燥之証可知其為風寒两傷營衛俱病之症且更見無汗煩燥之証乃太陽標熱之病故此為標本俱病营衛两傷之重症也故以大青龍名之方用麻黄湯以解衛分之邪桂枝湯

以解營分之邪去芍者乃因此証無汗故不須白芍之斂陰以止汗也加石羔者因煩燥為太陽標熱之病故用之以清其熱也且青龍為東方神之名因東方屬木其色青其神司風寒雷電之令取以名此湯者乃象其變化神奇之証也更以大青龍名之者乃因此方在太陽中風病中之最重大者也此數千年來未揭之心法也

如誤服此方必筋傷肉瞤者何也因太陽之底為少陰因此証乃少陰寒証此方乃治太陽標熱之方故誤服必筋惕肉瞤者寒熱相反故為逆也

第三節與上節有少陰寒証者之不同此節明言傷寒病

得中風証之脉象浮缓且身不疼但重乍有輕時此乃太
陽傷寒中風之輕症故見中風之脉因風性熱熱邪内灼
故現太陽之標熱脉象可見無少陰之寒症仍可以用大
青龍湯辛寒清熱之葯以發之也

(19) 小青龍湯

(37) 傷寒表未解　心下有水氣　乾嘔且發熱　或欬而口渴
噫噎而下利　或小便不利　小腹満而喘　小青龍主之
麻黄三两去節　桂枝三两　白芍三两　甘草三两炙　乾薑三两　細辛三两　半夏半升湯洗　五味子半升
右八味以水一斗先煮麻黄減二升去上沫納諸藥煮取
三升去滓温服一升

（歌）麻桂草姜芍味同　神奇名號小青龍　細夏齊加傷寒治

乾嘔發熱喘欬逆　心下水氣小腹滿　小便不利細尋踪

或渴或噎或下利　風寒雜病奏奇功

（淺解）上節言大青龍湯方乃風寒兩傷營衛標本俱病之重証此湯名小青龍者乃是風寒兩傷營衛寒熱錯雜之輕証也觀其中所舉十証可知矣究其方中桂枝湯去棗者因其甘壅非少腹滿之証所宜也不用生姜而易乾姜者因乾姜能驅寒水之氣以止下利也麻黃湯不用杏仁者因既有下利之証而不當再降肺胃之氣也用半夏之辛能燥濕者因其能降心下之水氣而平喘嘔噎也加細辛五味

者能驅肺中之風寒而止咳嗽以收斂其氣也因此足見
先聖用藥之分毫不苟矣

傷寒論淺解

(附新釋方歌)

廣西鬱林縣唐桂榮述釋

晏仲全參訂

一辨太陽脉証篇

(1) 太陽經之病　外証尚未解　其脉浮弱者　當發汗解之
宜用桂枝湯

此一節是言太陽病外証尚未解其脉浮弱者浮則為表
証弱則為表虛故當用桂枝湯以治肌表之虛也

(一)桂枝加厚朴杏仁湯

(2) 太陽既下之　其人微喘者　表未解故也　當用桂枝湯

加朴杏治之

此節是言太陽病既經用葯下之因其邪不得從表而解其邪陷於胸膈之間因膈間是太陽經氣出入之路為邪氣阻滯故其人微喘也當用桂枝湯以解其表加厚朴杏仁者因杏仁能開竅利氣厚朴乃宣鬱順氣故用之以治微喘也

（3）太陽經之病　外証未解者　不可妄下之　誤下是為逆

如欲解外者　桂枝湯主之

此一節言太陽病外証未解不可妄下仍須用桂枝湯以解外而救逆也

（4）

太陽經之病　先發汗不解　而復誤下之　脈浮不愈者
因浮邪在外　而反妄下之　故病不愈也　今其人脈浮
故知病在外　須解外則愈　桂枝湯主之

此一節言太陽病先汗外証未解復誤下之不愈尚須細察其脈如浮為在外之邪未解仍須用桂枝湯以解之

（5）

太陽脈浮緊　發熱而無汗　周身骨疼痛　八九日不解
其表証仍在　此當發其汗　宜用麻黃湯　已服湯之後
而表証微除　發煩而目瞑　劇者必衄血　得衄病乃解
其所以然者　陽氣重故也

此節是言太陽傷寒病初段言表証未解當以麻黃湯次

設言已服湯之後而表証微除病人發煩而目瞑劇者必衄血因衄血是陽氣重寒邪輕相協干動經脉之血而邪則從衄血而泄出寒邪既退故得衄病乃愈也

(6)太陽經之病　其人脉浮緊　發熱身無汗　自衄者病愈

此一節是言太陽傷寒証脉浮緊浮則為表証緊則為表寒其人發熱身無汗者因發熱是陽氣勝於寒氣故發熱寒邪不得從汗而泄故無汗因陽氣盛與寒邪相搏而干動經脉之血其邪乃從血而出故自衄者可愈也

(7)二陽相併病　太陽初病時　須當發其汗　汗先出不澈

因轉屬陽明　續自微汗出　其人不惡寒　太陽証不罷

不可誤下之　下之則為逆　此可小發汗　若其人面色
緣緣正赤者　陽氣鬱在表　當解之薰之　發汗不澈底
故知其陽氣　怫鬱不得越　當汗而不汗　其人必煩躁
而不知痛處　乍在於腹中　乍在於四肢　按之不可得
且短氣但坐　以汗出不澈　故其証如此　更當發其汗
其病乃可愈　何以知汗出　而邪不澈底　以脉濇故也

此節是言太陽與陽明併病因太陽病時當先發其汗其
人雖汗出其邪尚未澈底出清因而轉屬陽明之証繼續
尚有微汗出又因其不悪寒故知其与陽明相併病也
但太陽表証尚未罷切不可用陽明証之法以攻下之如

下之則成逆証因其病乃併於太陽之表証故當小發汗之若見其人面色緣緣正赤者可知其人陽氣怫鬱在于皮肉之間不得越出是因當發汗而不發汗之過故其人必煩躁而不知痛處乍在于腹中乍在于四肢若欲按之不可得其定處且其人呼吸短氣但坐而不能卧皆因其汗出邪不澈底出清故也更當發其汗其病自可愈何以知汗出而邪不澈底是因陽氣怫鬱留滯在内而脈濇故也

（8）若脉浮數者　法當汗出愈　醫若誤下之　必身重心悸
切不可發汗　當自汗而愈　因尺中脉微　此裏虚之症

須表裏充實　則津液自和　便當自汗出　其病可愈也

此節是言太陽之症若脉見浮數浮爲表數爲陽是陽氣欲振之兆倘陽氣既復則寒水之邪自退故當自汗出而愈今反誤下之尺中脉見微　蓋太陽乃寒水之經其裏即爲少陰尺脉見微即是少陰之陽氣内虚太陽寒水之邪上凌故心下悸水邪盛陽氣虚則身重此裏虚之証也須待陽氣自復不須發汗待其表裡之陽氣充寔則津液自和寒邪自退必自汗出而愈矣

(9) 若脉浮緊者　法當身疼痛　宜以汗解之　假令尺中遲不可發其汗　何以知其然　以營氣不足　血虚少故也

此節是承上節而言上節是言衛氣虛待其陽氣復汗出而病自愈此節是言營氣虛當發其汗以解之若脉浮緊者浮則為表緊則為陰又因其陰氣盛寒邪緊束而身疼痛故當發其汗以解之也　假使尺中之脉見遲遲則為血虛不可發其汗因營氣虛故也

(10)

若脉見浮者　是為病在表　此証可發汗　宜用麻黃湯

若脉浮而數　亦可發其汗　仍用麻黃湯

此節言太陽証脉見浮者因脉浮為表証故當用麻黃湯發其汗若脉浮而數者病仍在表亦當用麻黃湯發其汗

(11)

病嘗自汗出　此為營氣和　但營氣和者　而衛氣不諧

故營衛不和　因營行脉中　衛氣行脉外　倘復發其汗
營衛和則愈　宜用桂枝湯

此節亦承上節而言也上節無自汗出之証是衛氣不和故當用麻黄湯　此節言自汗出之証是營氣和倘其外衛之氣不諧則是營衛不同和諧故宜用桂枝湯以調和其營衛也

（12）

若藏無他病　時發熱自汗　而病不愈者　此衛氣不和
先其時發汗　則其病可愈　桂枝湯主之

此節是承上節而言其人有病自汗出者是營氣和此節言藏府無病發熱自汗出是衛氣不和當先其時發汗亦

當以桂枝湯發其汗使營衛和則病自愈矣

(13). 傷寒脉浮緊　若不發其汗　因致衄血者　麻黃湯主之

此節補言太陽病脉浮緊乃麻黃証本當發汗今不發汗故見衄血亦當以麻黃湯治之

(14) 傷寒不大便　六七日之間　頭痛有熱者　與以承氣湯　其小便清者　知病不在裏　而仍在表也　當須發其汗　如若頭痛者　其人必衄血　宜與桂枝湯

此節言傷寒不大便六七日頭痛有熱者是病在裏也當以承氣湯以洩其熱如見小便清因不在裏而仍在表故當發汗若頭痛者必衄血宜桂枝湯治之

(13)
傷寒已發汗　病解半日許　其人復見煩　如脉浮數者可更發其汗　桂枝湯主之
此節言傷寒發汗既解後半日許復煩脉浮數者是傷寒病本寒之邪已解其標熱之邪未解故復煩脉浮數也因無裏証故尚可發汗與桂枝湯和其營衛則標本之邪俱解而病自愈矣

(16)
凡病若發汗　若吐若下之　若亡其津液　陰陽自和者其病必自愈
此節言汗吐下後雖傷其津液倘得其陽氣自和病自可愈

(17)病經大下後　而復發其汗　小便不利者　亡津液故也

勿以葯治之　但得小便利　其病必自愈

此節言大下之後復發汗重亡其津液不可再妄葯施治

但其小便利津液和陽氣復而病自愈

(18)下後復發汗　其身必振寒　若脉細微者　內外虛故也

此節承上節而言上節是言下後復發汗而無其他見証故待其小便利自愈不用妄葯此節重言下後復發汗正見振寒而脉微細與上節不同蓋振寒者是因汗下後重傷其陽氣則其陽氣被陰氣所脅迫故身見振寒也脉細則血虛微則氣虛因血在內氣在外故曰內外俱虛也此

當用調補氣血之藥治之

以上各節足見仲聖之心法神奇變幻纖毫悉備學者當潛心細察不可潦草讀之也

（2）乾薑附子湯

（19）下後復發汗　晝日見躁煩　輾轉不得眠　夜眠不[得]安靜

不嘔而不渴　而且無表證　其人脈沈微　身無大熱者

薑附湯主之

乾薑附子湯方

乾薑一兩　附子一枚生用去皮擘破八片

右二味以水三升煮取一升去滓頓服

(歌)汗下傷津陽自虛　晝眠不得夜安時　沈微脈見無大熱

薑附湯施病可除

(淺注解)此節與上節俱言汗下後皆見少陰脈微之証乃因其重傷津液之故蓋汗為心液汗出過多則少陰之陽氣必虛晝日屬陽因心陽既虛故煩躁不得安眠夜得屬陰但陽衰陰必盛因夜乃陰主氣故得安眠也然其人不嘔不渴且無表証而脈見沈微身無大熱者因沈微之脈乃少陰陽氣虛微之証兆但陽氣既虛陰寒必盛故身無大熱也當以生附子乾薑辛溫之品以驅陰寒而扶陽氣則病自愈矣

（了）桂枝加芍藥生姜人參新加湯方

（20）汗後身疼痛　若脉沈遲者　宜用桂枝湯　姜芍加一兩
加人參三兩　名為新加湯

（歌）桂枝湯用新加名　姜芍再加一兩秤　三兩人參亡血撓
周身疼痛病能清

桂枝三兩去皮　芍藥四兩　炙草二兩　人參三兩　生姜四兩切　大棗十二枚擘

右六味以水一斗二升微火煮取三升去滓分温服餘依
桂枝湯法

此節亦是言太陽証汗後因傷其津液故脉見沈遲夫脉
浮則為表屬太陽之脉沈則為裏屬少陰之脉遲則為寒

為虛因心液過傷致亡其血則血虛而脉象見遲也 且
身疼痛之病皆因血虛以致血脉不能流利故遲也故加
桂枝湯以强其心陽以調其營血加重羌芍者因芍能滋
生津液斂陰和血 生羌能宣通百脉使身不疼痛故也
再新加人參者以人參能大補心氣且能挽救其既脫之
亡血然後能使心氣强血脉足而身自不痛矣 又此節
應與上節少陰陽氣虛之証須加分別 又上節是亡陽
此節是亡陰故也

(4) 麻黄杏仁甘草石羔湯

(211) 病經發汗後 勿用桂枝湯 若汗出而喘 且無大熱者

麻杏甘石湯　當用以治之

麻黃（四两去節）杏仁（五十個去皮尖）甘草（二兩）石羔（半斤碎綿裹）

右四味以水七升先煮麻黃減二升去上沫納諸葯煮取二升去滓溫服一升

（歌）甘羔麻杏合成湯　喘而汗出治為當　外無大熱內熱灼熱清表解是良方

此節言發汗後津液已傷陰血既亡陽氣必亢熱邪內灼肺金受制故汗出而喘因熱既盛于內而不外發故外無大熱也方中用石羔之甘寒而生既亡之津液而清內熱杏仁之利肺以降氣以平其喘加以麻黃之開毛竅以泄

其熱且甘草之生津以和胃氣則内外之証俱解矣

（5）桂枝甘草湯

（22）發汗既過多　叉手自冒心　而且心下悸　若欲得按者

桂草湯主之

桂枝四兩去皮　炙草二兩

右二味以水三升煮取一升去滓頓服

（歌）桂甘湯治心液虚　心下見悸不自如　叉手冒心欲得按

心虚之病此方除

此節言發汗過多亡其津液故心氣因之而虧耗心氣既虚故心下見悸如惕惕不能自持之狀且叉手冒心以自

衛亦因虛而恐不能自衛之狀也故得按而若有所依也

故宜用桂枝以強心氣甘草以和衛(胃)氣則津液生心氣自

足且桂枝性能下達使寒水之氣不能上乘於心故治心

下悸然桂枝甘草之甘溫補氣則心氣自足而叉手冒心

自衛諸虛之証皆愈矣

23 發汗後，其人臍下悸者，欲作奔豚，茯苓桂枝甘草大棗湯主之。

(6) 茯苓半斤 甘草二兩炙 大棗十二枚擘 桂枝四兩去皮

右四味以甘瀾水一斗先煮茯苓減二升納諸藥煮取三

升去滓溫服一升日三服作甘瀾水法取水二斗置大盆

內以杓揚之水上有珠子五六千顆相逐取用之

(歌) 茯桂棗甘治奔豚　臍下悸症汗後論　水氣上沖苓桂治 凌心裡

棗甘制水治根源

降火化

此節與上節皆言發汗後之病上節是言發汗過多致傷心氣此節是言發汗過多致傷腎氣故言臍下悸欲作奔豚者豚屬水喻言水氣上奔之狀此証因發汗過多傷其心氣是以火不濟水腎氣亦因之而傷故寒水之氣不安其位而上冲而臍下見悸蓋心屬火火氣既虛不能下舒膀胱而化氣故少陰寒水之氣欲作奔豚之勢由臍下而上冲于心也故曰臍下悸　且因津液過傷胃氣既虛中土致失其令故不能制水而上凌也方中桂枝能宣通心陽且性下達能使君火下舒膀胱而化氣茯苓乃松根之

餘氣亦能導心氣下舒而化水氣使其下行而不上冲益以甘棗之甘温以培中土以壯其制水之令此仲聖治臍下悸欲作奔豚之良法也

（7）厚朴生薑甘草半夏人參湯方

（24）病人發汗後　腹見脹滿者　朴夏參羌艸　合湯以治之

厚朴半斤炙　生羌半斤切　人參一兩　炙草二兩　半夏八兩洗

右五味以水一斗煮取三升去滓温服一升日三服

（歌）參羌朴夏艸為方　汗後津傷治最良　腹中脹滿如朴夏洩

寬舒胃气是良方

參羌草妙補中央

此節言發汗後津液過傷以致心氣因之而虛蓋心為君

火既虚而失其令則其火氣不能下交于膀胱而化氣以上輸於中土故土因之而虚而失其健胃之機故其氣不能宣通於百脈運行於周身惟滞留於腹中故見脹滿

方中用厚朴色紫味苦皆入心能降火以下交于膀胱佐以半夏之辛燥者因夏半為午月為君火秉令之時即離中一陰生之候也與厚朴同用皆足使心氣下降于膀胱使離中一陰之氣上生於中土佐以參草大補中氣生羌之宣通氣血與朴夏同用皆能化氣泄滿故脹滿自平也

（8）茯苓桂枝白朮甘草湯方

（25）傷寒吐下後 心下逆而滿 氣上冲於胸 起則頭覺眩

脉象沈而緊　發汗則動經　身為振振搖　苓桂朮甘湯
調服以治之
茯苓四兩 桂枝三兩去皮 白朮二兩 甘草二兩
右四味以水六升煮取三升去滓分溫三服
（歌）桂苓甘朮用神奇　氣上冲胸下後施　逆滿頭眩身振振
水停心下病堪醫
（淺解）此節言吐下後心火既虛則少陰寒水之氣因之而盛故
心火不能下交于膀胱而化氣則水氣停留於心下隔膜
之間勢欲上凌而見逆滿故起則頭覺眩也脉見沈緊者
乃少陰寒水之脉因心火既虛為寒水所迫君火不安其

位故身振振搖也總之因君火既虛不能下交于膀胱以化氣而上傷于中土中土困之而虛而失其制水之令而水邪則以上衝故發生諸病也

方中用桂枝强心陽使君火下達于膀胱而化氣茯苓之補心氣而利水使水氣下行而不上凌白朮健脾去濕佐以甘草能補土而制水水邪既不敢爲祟則諸証自愈矣

(26)

(9) 芍藥甘草附子湯方

發汗病不解　其人反惡寒　乃裏虛故也　芍甘附子湯溫服以治之

芍藥（三兩）甘草（三兩炙）附子（二枚炮去皮破八片）

以上三味以水五升煮取一升五合去滓分温服

(歌)芍草附湯可補虛　發汗未解病何如　反見惡寒虛已甚
陰陽並補病堪除

此節言太陽病應當發汗而病不解不但諸病不退而反見惡寒不因其人素虛復傷其津液而亡其陽氣則寒邪反劇故也　是以應急補其虛陰陽並補正氣自復諸病可解矣

故方中用附子温腎以補胃氣白芍之斂陰和血以補營氣加以甘草之補中以補正氣此乃虛者補之之法也

(10)茯苓四逆湯方

（27）發汗若下之　其病仍不解　若見煩躁者　茯苓四逆湯
調服以治之
茯苓六兩　人參一兩　附子一枚破八片去皮生用　甘草二兩炙　乾姜一兩半
右五味以水五升煮取三升去滓溫服七合日三服
（歌）四逆湯與茯苓施　汗下不解虛可知　躁煩病乃陰陽隔
陰補陽回治最宜
此節言汗下後而病不解是重亡其津液故見躁煩也蓋
少陰君火之氣因汗多而亡陽少陰寒水之氣因誤下而
亡陰是水火不濟陰陽欲脫故見煩躁之危症也
此方重用茯苓以補心氣佐以姜附之辛溫以補少陰之

陽氣而逐寒邪加以人參之陰陽並補炙草助之以大補中氣是中氣旣補則水火相濟而陰陽欲脫之危証自然愈矣

(10) 五苓散方

(28) 太陽發汗後 其人大汗出 因此胃中乾 煩躁不得眠 欲得飲水者 少少與飲之 胃氣和則愈 若脉見浮時 小便必不利 微熱消渴者 五苓散主之

豬苓（十八銖去皮） 澤瀉（一兩六銖半） 茯苓（十八銖） 桂（半兩去皮） 白朮（十八銖）

右五味爲末以白飲和服方寸匕日三服多飲暖水汗出愈

（歌）

五苓湯中澤茯猪　小便不利熱渴除　心脾津竭宜桂朮

煩躁証中可補虛

此節言太陽病因大汗後津液乾竭煩躁微熱而渴小便不利故胃中乾汗多亡陽傷其心氣則少陰君火不能下交膀胱而化氣失其升降之功故口渴而小便不利君火虛心氣既虛則太陽寒水之邪相擾故微熱而煩躁且太陰脾土因汗亡陽君火已衰不能相生故胃中之津液因之而乾竭中土既虛則失其制水之令則水邪停留于內而小便不利也方中用桂以强心陽使下交于膀胱而化氣茯苓補心氣而化水邪猪苓澤瀉佐之以通三焦之氣

使水邪散佈于周身而利其分泌以生津液且朮草之甘溫能健脾土以制水邪故諸病可治也

(89)

太陽發汗已　其人脉浮數　若見煩渴者　五苓散主之

此節與上節均言太陽病已發汗之症上節是大汗出邪未解而煩渴之証此節言發汗後邪既解之証今脉浮數浮則為陽數則為熱是少陰陽熱之脉因汗出之後病雖已解而心陽尚未全復而不能行其化氣之令使水氣上升故口渴而心煩其餘前方已詳言之毋庸再贅

(11)

茯苓甘草湯方

(30)

傷寒自汗出　若見口渴時　五苓湯主之　若不見渴者

苓草湯主之　茯桂羌草合成湯　太陽傷寒治相当

茯苓二兩　桂枝二兩去皮　生羌三兩切　甘草一兩炙　若自汗出口不渴　復生津液是良方

右四味以水四升煮取二升去滓分温三服

此節言傷寒病汗自出口渴者乃五苓散之証如汗出不渴則不宜用五苓散之飲水取汗矣今傷寒証汗自出心氣雖虛尚不失其化氣之令而水津上輸于舌根故不渴少陰君火之令既行則寒邪不能為患故其病尚輕宜用苓桂以補心中之陽氣甘草以和胃氣生羌以散寒邪則汗自出而自解矣

(31) 太陽中風病　發熱六七日　病不解而煩　尚有表裏証

故渴欲飲水　若水入則吐　是名為水逆　五苓散主之

此節言太陽中風發熱六七日病不解而煩因發熱為中風之表証煩渴而吐乃屬裏証故表裏証未解也　今太陽中風風為陽邪太陽與少陰相表裏是已傷及少陰之陽氣故不能下交于太陽而化氣則氣不能上升故口渴而煩且中風之病既久則邪入肌肉而內攻，脾主肌肉，脾氣困之而傷，故失其制水之令則寒水之邪得以上逆故飲入則吐　名曰水逆也此方之治法前節已詳故不再贅

(32) 未持脈之時　但見其病人　叉手自冒心　因教試令咳而不知咳者　是其耳聾也　此因重發汗　其虛故如此

（浅解）此節本非五苓之証狀、仲師引此示人以細察其似是而非之病而已。是承前节論重發汗後、裏表虛（陽虛）之證。

因津液耗竭、心气已虚、神明失全、故叉手冒心、是保衛之狀、且耳聾亦是心虚之症。

（33）病人發汗後、飲水多必喘、若以水灌之、其人亦覺喘

浅解 此節舉示人以察病之法也、如前是承上节重申發汗后、陽虛之法。心液虛耗、君火失職、畏水勢之、故飲水即气喘、

（34）太陽發汗後、水藥不入口、其証是爲逆、若更發汗之必吐下不止

浅解 此节亦是承上节論發汗後、過傷津液、心胃气虛、故水药不入口、若重發汗、益虛其胃、虛必吐下不止也。

以上三節皆仲聖示人因形察氣之法以盡其变而不明言其方者亦示人須留心細察隨証施治不可鹵莽從事也

一重申發汗后津液耗竭心胃气虛之症其后再立方者是因前节已有方論、如叉手冒心之症當用桂甘湯治之方（太阳中篇第一节）。如發汗後而喘當用桂枝厚朴杏仁湯。

（13）梔子豉湯方

(33)發汗吐下後　虛煩不得眠　若其病劇者　必反覆顛倒
心中懊憹者　梔豉湯主之　如若少氣者　梔豉甘草湯
可服而治之　病人若嘔者　梔豉生薑湯　亦可以治之

梔子 十四枚擘　香豉 四合綿裹

右二味以水四升先煮梔子得二升納豉煮取一升半去滓分為兩服溫進一服得吐者止後服(三張以吐下後虛煩無復吐之理此因承蒂散用香豉而誤傳之也)

(歌)梔豉湯交心腎方　心中懊憹治最當　若然少氣加甘草
嘔入生薑是妙方

此節言太陽病經汗吐下之後既過亡其津液則少陰心

方見太陽中篇24節　惟此節前並未有方論　学此當合通之意。迷取[illegible]調和心胃之方治之其病自不逆而解矣

腎之氣皆虚故君火不能下交腎水不能相濟而化氣且因心失其神明之主是以反覆顛倒心中懊憹也　湯中梔子味苦色赤用之入心降火使其火氣下交豆豉味淡輕浮色黑入腎使水氣上濟是以水火既濟其病自愈也若少氣者乃中土之氣已虚也以炙草之補土和中治之若嘔者乃水氣上逆用生姜宣通水氣以散寒邪治之

(14) 梔子生姜豉湯即前方加生姜五兩煎法同

(15) 梔子甘草豉湯方即梔子豉湯加甘草二兩煎法同

(36) 發汗且下之　病人見煩熱　胸中覺窒塞　梔豉湯主之

此証言上吐下下之証上吐則傷其心氣而不下交，下下

則傷其腎氣而不上濟此上下相隔且津液既亡陽氣必亢故因據于膈間故見煩熱而胸中窒也

此方亦是用梔豉以交通心腎使其水火既濟且梔子苦寒清熱使其火熱之氣不據于胸中則上下之氣相通是以熱除而胸中窒之証自解矣

(37) 傷寒五六日　經大下之後　身熱尚未去　心中結痛者
病未欲解也　梔豉湯主之

此節言傷寒太陽病五六日因大下之後過亡其津液故其心氣必虛且君火之氣獨亢不能下交而外着故身中之熱未去心氣既不下交而內着且腎氣亦不上濟故其

氣相隔不通經曰痛不通故心中結痛也

此方亦用梔子之苦寒以降君火之氣而清內外之熱豆豉亦是使腎氣上濟而相通故其病自解也

(歌)梔豉湯通心腎奇　胸中窒塞熱煩施　心中結痛熱未去　水火相交治最宜

(說明)此歌係包括上二節之病情使人易於記憶且將仲聖交通心腎水火相濟之義復申明之學者須措意焉

(16)梔子厚朴湯方

(38)傷寒既下後　心煩而腹滿　臥起不安者　梔朴湯主之

梔子十四枚擘　厚朴四兩　枳實四枚水浸去穰炒

以上三味以水三升半煮取一升半去滓分二服温進一服得吐水止後服

（歌）

梔朴湯中枳实加　心煩腹滿并其他　卧起不安因肉熱　心脾熱退病堪瘥

此節言傷寒既下之後胃中之津液既亡則火熱内熾而不能上舒故腹滿且心液因之而虚是以心火獨亢故見心煩而卧起不安也方中用梔子之苦寒以清其心火之熱枳朴之降氣消滿以洩其胃中之熱則内熱除而病自愈矣

（17）

梔子乾羗湯方

(39)太陽傷寒病　以丸藥下之　身熱若不去　梔姜湯主之

梔子擘十四枚　乾姜二兩

右二味以水三升半煮取一升半去滓分二服温進一服
得吐者止後服

(歌)梔子乾姜共作湯　解煩止下最相當　此因丸藥誤大下
清心温胃是良方

此節明言太陽傷寒証醫者誤以丸藥大下之而陳註則以為傷寒中有梔子証醫者不知用梔子湯反以丸藥大下之此陳註之誤也因其不顧題目之故蓋此全篇皆是言太陽証而陳則以為傷寒中有梔子証此是吹毛求疵

弄巧反拙不顧題目之過也
方中用梔子之苦寒以清心火而除煩熱乾姜之辛溫以培胃氣而止大下也

(40) 凡用梔子湯　病人舊日時　大便微溏者　切不可服之

此節是言凡當用梔子湯之証如見有便微溏者皆不可服之也因梔子是苦寒之葯便微溏是脾土虛寒之証被此相反故不可用之也

(18) 真武湯方

(41) 太陽發汗後　汗出病不解　其人仍發熱　心下若見悸
頭眩身瞤動　如欲擗地者　真武湯主之

茯苓三两 芍藥三两 生姜三两 白朮二两 附子一枚炮

右五味以水八升煮取三升去滓温服七合日三服

（歌）真武湯姜芍附施 若心下悸病堪醫 發熱頭眩身瞤動
朮苓振水發神奇

此節是論發汗後病未解發熱心下悸頭眩身瞤動欲擗地者此乃水氣凌心之重証也 此証因誤汗亡陽心液既竭君火亦虛太陽寒水之邪因之上迫故心下悸且心氣既虛神明不寧故頭眩身瞤動欲擗地也

方中用附子之大温以扶陽氣而逐水邪茯苓之補心氣以利水白朮之健脾以制水邪生姜佐之以散水氣且用

芍藥之斂陰以救既亡之津液此乃扶陽制水之法故以湯名真武也蓋武者玄武也乃北方水神之名學者當顧名思義可也

(142)

三陰脉通咽　咽喉乾燥者　切不可發汗

此節繼論太陽病有應發汗者有不應發汗者其發生變証已經詳言今特摘出其証之應忌發汗者以為箴針下節乃將誤汗之变証詳述之

(143)

淋家勿發汗　發汗必便血

此節是言淋家因多泄津液膀胱之氣已虛如發其汗必動及胞室之血故當便血也

(44)

瘡家身疼痛　不可發其汗　發汗則必痓　當須審慎之

此節是言瘡家或腫或潰氣血既傷津液亦耗故雖有身疼痛之壞症亦不可發汗倘誤發汗則津液枯竭筋脉不舒故必病痓也

(45)

衂家勿發汗　若其人汗出　必見額上陷　而且脉緊急直視不能眴　更兼不得眠

此節言衂家既已失血若發其汗則津血俱耗必額上陷因三陽之血脉俱通于額上故也　且誤汗既傷其津血則肝失其藏血不能上榮於目故目直視不能眴脾失統血因血屬陰陰無所統故不得眠也

(46)
若是亡血家　不可發其汗　如若誤發汗　則寒慄而振

此節是言亡血家陰血既竭陽氣亦虛若復發汗必更傷其心液則君火失令因之寒氣猖獗故必周身寒慄而振以致養成陰陽俱虛之危証也

(47)
汗家重發汗　必恍惚心亂　如若小便已　其陰必疼痛禹粮丸治之

此節言汗家是平素慣發汗之病人不可重發汗因汗為心液汗多則心液必虛若再發汗則心氣耗散神明失據故恍惚而心亂也且君火不能下交膀胱而化氣則膀胱之氣因之而虛故小便已前陰疼也

原論本與禹粮丸治之因原方失傳醫者細究可也

以上數節皆言各病家之應忌發汗者倘若發汗必發生危險之變症

(48) 病人素有寒　若復發其汗　而胃中則冷　其人必吐蚘

此節是言病人素寒勿復發汗再傷其胃氣因發汗必耗其津液胃中之陽氣必因之而虛故胃中冷必吐蚘也

此節以下是言醫者不可誤發汗致傷胃氣須常持仲聖之存津液固胃氣之法為至要

(49) 病本當發汗　而反誤下之　此為逆証也　如若先發汗治之不為逆　本當先下之　而反發汗之　亦是為逆治

如若先下之　治乃不為逆
此節言汗下之遲早最宜審慎也
(50) 傷寒醫下之　其人續下利　清穀便不止　且身疼痛者
急當救其裏　若後身疼痛　清便自調者　急當救其表
救裏宜四逆　救表宜桂枝　二湯審用之
此節言傷寒誤下因胃氣下陷故下利清穀若見身疼痛之表証本當救表因不暇兼顧急當救裡後乃審其身疼痛表症尚在得清便自調者急當救表用桂枝湯救表者因桂枝湯能調和營衛故表自解也且用四逆湯以救裡者因誤下傷其陽氣脾胃虛寒故用四逆湯急扶其陽以

驅其寒也

(51) 病發熱頭痛　脈象反見沈　其病若不差　而身体疼痛
法當救其裡　宜用四逆湯

此節言太陽病表証未瘥而脈反沈身体疼痛者因脈沈是少陰之脈乃屬裡症且身疼痛之証亦是為少陰寒氣所迫因太陽之裡即是少陰故當救其裡是以用四逆湯治之也

(52) 太陽經之病　先下之不愈　因復發其汗　故表裡俱虛
其頭因致冒　冒家汗出愈　因其人汗出　而表和故也
審得裏未和　然後復下之

此節乃言傷寒病汗下先後得宜不爲逆證雖表裡俱虛但汗出表自和不用再發汗可愈審得裡未和然後復下之

（51）

太陽病未解　脉陰陽俱停（即均匀也）必先身振慄　汗出病自解

但陽脉微者　先汗出而解　但陰脉微者　宜下之而解

如若欲下之　當用調胃湯

此節言傷寒病未解時診得陰陽脉均停無論是內氣已和必振慄汗出而愈如見陽脉微者是表邪已解之徵當汗出而愈倘若陰脉微者是胃氣未和故用調胃承氣湯治之也

(5)

病發熱汗出　此營弱衛强　故使汗自出　欲救邪風者

桂枝湯最良

此節是言太陽汗出之証是營弱衛强但營血虛弱邪風乘虛而入故必用桂枝湯以補營虛是急救邪風不致侵入之法也

(19) 小柴胡湯

(　)

傷寒五六日　中風未解時　往來見寒熱　且胸脇苦滿

默默不欲食　心煩而喜嘔　胸中煩不嘔　或渴或腹痛

或脇下痞鞕　或見心下悸　而小便不利　或咳而不渴

身有微熱者　小柴湯主之

柴胡半斤 黃芩三兩 人參三兩 甘草三兩 半夏半斤洗 生羌三兩切 大棗十二枚擘

右七味以水一斗二升煮取六升去滓再煮取三升溫服一升日三服

（歌）小柴湯草棗羌同　芩夏人參治中風　喜嘔心煩脇下痞
往來寒熱煩在胸　脇內苦滿腹中痛　默默不食渴咳同
身有微熱心下悸　小便不利此為功

此節是言太陽中風五六日傳經至厥陰之期乃見少陽之標証因少陽主樞故用小柴以和之此乃轉樞之法也方中用黃芩者因少陽之上火氣治之故用苦寒之葯以清其火熱也且用柴胡之升散亦是木鬱則達之使其樞

轉也半夏之辛燥能開胸降逆故治脇滿喜嘔心下痞諸証且與柴胡同用有升清降濁之功有解鬱轉樞之妙加以參姜棗草調和其中氣則少陽之樞已轉胃氣已和諸病自愈矣

胸中煩不嘔　參夏去宜同　加入栝蔞实　解煩兼開胸
若渴去半夏　參蔞加芍中　如若腹中痛　去芩加芍通
脇下痞鞕者　去棗蠣入同　心悸尿不利　苓去芩入通
若渴外微熱　去參桂入中　欬去參姜棗　乾姜味有功

（原文）

若血弱氣盡　而腠理必開　邪氣因之入　與正氣相摶
而結於脇下　而邪正分爭　故往來寒熱　且休作有時

默默不欲食　臟腑互相連　其痛必在下　因邪高痛下
故使其嘔也　小柴湯主之　服湯已渴者　此屬陽明病
當以法治之

此節是言少陽經之脉其邪氣是從腠理而入腠理者即肌肉内肥瘦交界處夾縫中之紋理其道路與三焦之連網膜油相通者是也今此節是承上節而言傷寒五六日其經氣行至厥陰已盡理當樞轉而屬少陽之症故曰血弱氣盡也經氣既虛則腠理必開而不密因故邪因之乘虛而入與正氣相搏而分争休作有時故往來寒熱又因胃之上口係膜油所繞邪氣既入其内故默默不欲食也

且少陽脉與三焦之膜油相通故其邪能傳入三焦而痛在下焦也言邪高痛下者因其邪在上焦壓押下焦之正氣而不能上通故使嘔而下痛也當以小柴湯治之若服柴胡湯已渴屬於陽明之燥化者因陽明之上燥氣治之故渴屬陽明証也當依陽明篇之法治之

（ ）

得病六七日　脉遲而浮弱　惡風而惡寒　且手足温者
經下二三次　因之不能食　而脇下滿痛　面目及身黄
若見頸項强　而小便難者　與以柴胡湯　後必見下重
其人本渴水　而飲水嘔者　柴胡不中與　食穀者必噦

此節是言得病六七日本是經氣復傳太陽之期本當脉

見浮緊今反見遲而浮弱者得非太陽之証因遲與弱皆屬陰脉遲則為寒弱則為虛其表裡虛寒可知今醫反二三下之是復虛其虛也

且不能食脇下滿痛雖屬柴胡之証而面目黃頸項强小便難則非柴胡之証矣故與柴胡湯不解後必下重本渴而飲水嘔者太陰脾氣已傷津液枯竭之証故柴胡湯不中與也食穀者噦者亦太陰脾氣之逆也

（　）傷寒四五日　身熱且惡風　其人頸項强　脇下滿而渴

若手足温者　小柴湯主之

此節言傷寒証邪尚未傳入陰經因發熱惡風項强猶是

太陽証且脇下滿手足溫而渴兼見少陽之証故與小柴湯治之因小柴湯乃係樞轉之葯凡病在腠理及三焦連網膜之間乃係半表半裡之病邪未傳入陰者皆可用小柴湯治之也

〔　〕小建中湯方

〔　〕太陽傷寒脉陽澀而陰弦　故腹中急痛　與小建中湯

若病不瘥者　服小柴胡湯

此節是言傷寒病陽脉澀陰脉弦陽澀是陽氣不流通陰弦是陰血之留滯因網膜膏油之間氣血不通故腹中急痛也又因小建中湯能調和氣血建立中氣乃調和腹痛

之特效葯今服之不瘥者是非関於中土之証乃是連網膜之微絲管氣血不通也故宜與小柴湯治之

（　）小建中湯方

桂枝三両去皮　炙草二両　大棗十二枚擘　芍葯六両　生姜三両切　膠飴一升

右六味以水七升煮取三升去滓内膠飴更上微火消解温服一升日三服嘔家不可用小建中湯以甜故也

（一）

小建中湯芍桂姜　陽濇陰弦腹痛強　心内悸煩虚已甚

棗飴草入最為良

此方用姜桂之辛温以通其陽氣芍葯之酸寒以斂陰而

和血加以棗飴草之甘温補益中氣則氣血通調正氣建立而邪自退矣

(二)

傷寒中風病　有柴胡湯証　但見一証是　不必悉具之

此節是重申首節之義因柴胡湯是樞轉之方無論傷寒中風之病不必悉具柴胡証若祗見一柴胡証者亦可用此湯因太陽傷寒証裡氣即少陰是不當發汗之証亦宜使之樞轉中風是厥陰之証其表即是少陽亦宜使之樞轉故小柴胡是樞轉之葯祗見一証皆可用之此乃申言小柴胡湯為用之廣也

（三）凡柴胡湯証　而經已下者　若其証不罷　復與柴胡湯
必蒸蒸而振　其人卻發熱　汗出而病解

此節亦是言柴胡湯之証雖經下之若其証不罷而未全愈者仍當復與柴胡湯其人必蒸蒸而振卻發熱者是邪正之氣相搏而正氣欲復故也當自汗出而其病可解

（　）傷寒二三日　其人心中悸　而且心煩者　小建湯主之

此節是言傷寒二三日三陽經氣已盡之期外証已解惟有裡証心中悸而煩因邪去正傷故心氣為之虛而見心中悸也是以用桂枝以強心而補氣且邪去而津液傷而

心中之血液亦因之而虚故見煩是用白芍斂陰而和血

而況外邪雖退中氣不免因之亦虚故用飴糖棗草之甘

温以補中氣生姜之辛散以宣通其氣血而中氣得以建

立故病自愈也

（ ）大柴胡湯

（ ）太陽經之病　過經十餘日　反二三下之　其後四五日

柴胡証仍在　先與小柴湯　其人嘔不止　而且心下急

鬱鬱微煩者　是爲病未解　當與大柴湯　下之則愈矣

柴胡半斤　黄芩三兩　芍藥三兩　半夏半斤洗　生姜五兩　枳實四兩炙　大棗十二枚擘

右七味以水一斗二升煮取六升去滓再煎温服一升日

三服一方用大黄二兩若不加大黄恐不為大柴胡湯也

此方原有兩法長沙辨而均用之少陽之樞併於陽明之闔故用大黄以調胃

（歌）

大柴枳芍棗羌芩　心下急煩痛已深　嘔而不止當加夏
下氣轉樞法記心

此節言過經十餘日醫反二三下之後過四五日因醫誤下不解柴胡証仍在先以小柴湯其人大嘔不止心下急鬱鬱微煩應以大柴胡湯下之者此是傷寒病雖經十餘日之久醫既屢下之而柴胡証仍在而先以小柴湯飲之者是邪因誤下而內干而不能外泄故先以小柴湯使之

樞轉以泄之也若其人嘔而不止者是邪氣上逆也心下急微煩者是因誤下而心包之血已虛故也故當以大柴胡湯而下其氣也

此方即小柴胡湯去參草加枳实是也小柴用參草者因欲其邪氣從少陽樞轉而外泄故須用之以補中氣而使其健胃也今此湯屢經誤下中氣已虛邪不能下泄而上逆故不用參之升提草之留滯而用白芍之澁利枳实之降氣仍使其邪從樞轉而下泄之故病自愈也

（ ）柴胡加芒硝湯

（ ）傷寒十三日 其病尚不解 胸脇滿而嘔 至日晡所時

必見發潮熱　熱已而後利　此大柴胡証　下之不得利
今反自利者　因已葯下之　而非其治也　潮熱者実也
先以小柴湯　以解外之邪　後以柴胡湯　加芒硝治之

柴胡（二兩六銖）半夏（二十銖）黄芩（一兩）甘草（一兩）生羌（一兩）人參（一兩）大棗（四枚）芒硝（二兩）

右　味以水四升煮取二升去滓納芒硝更煮微沸分温再服（此葯劑之最輕者以今秤計之約二兩分二服只一兩耳）

此節是言太陽十三日病不解乃太陽之氣已經來復傳至陽明之期而証見胸脇滿而嘔者是少陽之証日晡所發潮熱已而微利者是陽明証也其先所見之証本柴胡

証故當先以大柴湯下之既下之而不得利今反微利者知醫以丸葯下之非其治也其反潮熱者乃陽明之氣實也故先宜以小柴湯以解外後以柴胡加芒硝者是因用小柴湯先轉少陽之樞後加柴胡芒硝湯者是瀉陽明之実也因芒硝味鹹寒能潤陽明之燥且能除腸胃之~~毒~~执故能瀉陽明之実也

（　）

傷寒十三日　其人病不解　傳過陽明經　証見譫語者
以胃有熱也　當以湯下之　若小便利者　大便必當硬
而反見下利　其脉調和者　因以丸葯下　此非其治也
若自下利者　其脉當微厥　今脉反和者　此為內實也

調胃湯主之

此節是言太陽經盡已傳陽明之期病不解而見譫語且胃有熱者是陽明之本証也本當以湯葯下若小便利者大便當硬今則不然而反下利脉調和可知是醫以丸葯下之非其治也若依法下之而自下利者脉當見微四肢必厥今脉反和而不微証脉不合此証本内実其脉當微今醫下不如法祇耗其脉氣実邪未退故宜調胃承氣湯治之也

（　）桃核承氣湯

（　）太陽病不解　熱結於膀胱　其人狀如狂　血自下者愈

其外不解者　尚未可攻之　先當解其外　少腹急結者
乃可以攻之　攻之用何方　桃核承氣湯
桃仁(五十只去皮尖)桂枝(二兩)大黃(四兩)芒硝(二兩)甘草(二兩炙)
右五味以水七升煮取二升半去滓納芒硝更上火微沸
下火先食温服五合日三服當微利(先食言服药在未食
之前也)
(歌)桃仁承氣桂黃硝　熱結膀胱血下調　少腹急結宜草緩
邪熱清除血病消
此節是言太陽病未解邪已入裡太陽之腑即是膀胱因
血海與胞室與膀胱相連其熱邪既入膀胱之腑必連帶

于及胞室之血故如狂血自下也又經云血傷於下其人必狂故也

然血既下必自愈或因外邪未解醫當先以解表之葯以解其外然後見少腹急痛者乃可以桃仁承氣湯治之必愈者

湯中用桃仁之苦泄以逐血中之邪大黄之苦寒以瀉胞室之熱芒硝之鹹寒以瀉膀胱之熱用桂枝之辛色赤属血故能入胞室以散血中之邪甘草之甘涼和中而清熱以為佐使其病必愈矣。

（　）柴胡加龍骨牡礪湯方

〔　〕傷寒八九日　醫者誤下之　胸滿煩而驚　且小便不利
譫語身盡重　不可以轉側　宜用柴胡湯　加龍牡治之
柴胡四兩　半夏二兩洗　大棗六枚　生姜兩半　人參兩半　龍骨兩半　鉛丹兩半　桂枝兩半去皮
茯苓兩半　大黃二兩　牡礪兩半
右十一味以水八升煮取四升納大黃切如碁子更煮一二沸去滓溫服一升

〔歌〕柴胡龍牡棗姜鉛　參夏大黃苓桂全　誤下煩驚胸脇滿
一身盡重病堪痊　小便不利兼譫語　病愈三陽法最完

此節是言太陽病八九日經氣已傳陽明少陽之期因誤下而至胸脇滿心煩而且驚小便不利此少陽之証也且

譫語周身盡重此乃陽明之証可知此証是三陽雜病也故當以柴胡加龍牡治之故方中用參柴夏薑棗以轉少陽之樞而能治胸脇滿驚煩之証用大黃瀉陽明之實熱以治譫語及身盡重之症用苓桂之補心氣而逐水邪以治太陽之症使君火下達於膀胱以治小便不利且佐以龍牡之斂心氣而安神加以鉛丹之質重以鎮驚則諸病自愈矣

（　）

太陽傷寒病　腹滿有譫語　寸口脈浮緊　此是肝乘脾故名之曰縱　當刺期門穴

此節是言傷寒病肝旺乘脾順勢而尅故曰縱因脾受肝

尅故腹滿脾主言語肝熱乘脾故亦譫語也脉見浮緊者浮為傷寒肝木乘脾其勢縱恣直迫故脉象緊也當刺期門以泄之

（　）

傷寒病發熱　嗇嗇而惡寒　大渴欲飲水　其人腹必滿

汗出小便利　其病為欲解　此肝乘脾也　故名之曰橫

當刺期門穴

此節是承上節而言傷寒病一縱一橫治法上節是木乘脾因木尅土是順勢直下故病名曰縱此節是肝木乘肺金金本尅木今木反乘肺金故曰橫也發熱惡寒渴欲飲水因肺主皮毛被肝之热邪乘之故發熱而嗇嗇惡寒也

且肝之熱邪焦灼其肺故渴欲飲水而腹滿也 如其汗出小便利病為欲解應當刺期門穴可也

（註）活人云穴在乳直下肋骨近腹處是也則是第二肋當從下數起恰在軟肋之兩端是穴刺法肥人一寸瘦人半寸不肥不瘦中取之但下針令病人吸五吸停針良久徐徐出針此平瀉法也

（　）

太陽病二日 其人反覺燥 醫反熨其背 因迫大汗出
而火熱入胃 胃中故水竭 其人燥而煩 時見發譫語
病經十餘日 其身必振慄 而自下利者 此病欲解也
腰其上汗出 腰下不得汗 欲小便不得 反嘔欲失溲

而足下惡風　且大便見硬　小便當數者　而反不見數

及多大便已　頭卓然而痛　其人是必熱　故穀氣下流

此節是言太陽病二日傳陽明之期不渴而反燥醫反誤以火熨其背胃津被迫故大汗出且因火熱入胃津液枯竭得見煩燥而譫語病已十餘日如自下利者則胃津已復病為欲解也

然太陽之病本屬陽本身以上之病也今因熨火入胃焦灼胃津以致胃中之熱氣陷入于裡即太陰脾也因身下屬陰故其汗從腰以下不得汗欲小便不得反嘔因陽隔于上故嘔因陰隔于下而陽氣不得下通故失溲而足下

悪風也其人大便硬小便當數而不數者因胃中之熱氣陷入太陰故大便當硬因陰津不能上升而下降故小便當數而不數者因熱邪焦灼故也今其人大便反多大便已頭卓然而痛其人足必無因陷入太陰之熱邪欲從穀氣下流故也

此以上數節俱是言太陽之邪傳入陽明之表裡証或少陽之証或先或後醫者當細心辨別不可魯莽施治也

（　）太陽病中風　以火刼發汗　邪風被火熱　血氣因流溢
而失其常度　兩陽相熏灼　其身必發黄　陽盛則欲衄
陰盛小便難　陰陽俱虛竭　身体則枯燥　但見頭汗出

只躋頸而還　腹滿而微喘　口乾而咽爛　或其不大便
稍久則譫語　病甚者則噦　且手足躁擾　捻衣而摸床
若小便利者　其人則可治
此節言太陽中風之症被灸熨法所刼氣血因之流溢津液因之枯竭其中所言之証皆因火熱焦灼皆是陽熱刼陰此亡陰之危証也倘小便尚能自利可知其陰津尚未完全枯竭故猶可治也汪苓友云「諸家註皆言小便自利夫上文既言小便難豈有病劇而反有自利之理必須用藥以探之其人小便利猶為可治之証如其不利治亦罔效矣」此節所云探法用猪苓湯或茵苓蒿湯探之如其利

則可治不利則不治此畫蛇添足之法也此節明言中風被火刼之証津液枯竭是亡陰之危症也如小便難津液已涸法在不治倘其人小便尚能自利則為可治之証此仲聖之明訓也而汪苓友不識前後呼應之文義而妄説探法豈不是畫蛇添足乎

（ ）桂枝湯去芍藥加蜀漆龍骨牡蠣救逆湯

（ ）傷寒病脉浮　醫以火刼之　亡陽必驚狂　起卧不安者

桂枝去芍藥　加龍牡治之

桂枝二兩去皮　甘草二兩炙　生姜二兩切　牡蠣五兩　龍骨四兩　大棗十二枚擘　蜀漆四兩洗去腥

右為末以水一斗二升先煮蜀漆減二升納諸藥煮取三

升温服一升(原本為末水煮必有其故)

(歌)桂枝去芍漆牡龍　救燬亡陽法治同　坐卧不安驚狂上

回陽救逆見功宏

此節承上節而言上節是言中風被火劫而亡陰因風為陽邪之熱氣與火之熱氣相灼故亡陰也此節是言傷寒被火劫而亡陽因傷寒是寒水之邪灸熨之火不能尅之反亡其陽也上節之亡陰但其津液自復小便自利不治而可愈此証是亡陽須以湯藥以救其逆始能回其陽也方中用桂枝湯去芍而强其心陽蜀漆近賢説以茯苓代之亦取其補心中之陽氣加龍骨牡蠣亦是收歛心中之

陽氣以治其驚狂之証也不用芍者因芍為斂陰之品非亡陽所宜也然此節為灸熨所刼之亡陽與汗下所刼之亡陽不同此是因火刼耗散其陽氣故其病尚輕不似汗下亡陽之危証須藉羌附之力以回陽也

（　）

形似傷寒病　其人脉不弦　只見緊而弱　脉弱者心竭
被火必譫語　脉弱者發熱　脉浮須解外　當汗出自愈

此節亦是承上節而言其病形似傷寒中風之証若見脉不浮緊而弱者亦不可以灸熨之火以攻之也因灸熨之火刼之則熱迫于胃故譫語而渴若被火刼脉反浮而發熱者須當解外使其汗出而愈也

〔　〕太陽經之病　若以火薰之　如不得汗出　其人必覺躁亂到太陽經　其証不解者　大便必清血　此名為火邪

此節是言太陽之病亦不可誤以火刦之此証以火攻本當汗出而解今竟不得汗出其人必躁若到太陽之經病尚不解則是太陽之邪熱與火相摶致于胞室之血故清血也此名為火邪病尚輕當自愈也

〔　〕若脉浮熱甚　反以火炙之　此則為实症　实若以虛治且因火而動　必咽燥唾血

此節承上文而言太陽病脉浮熱甚者反以火灸之此病名為实者因脉浮熱甚為实証今以火灸之是從实而醫

故名為实也故不可以虛治之若復灸之因火動咽燥是少陰被火迫而内灼少陰主血脉故吐血也

（　）

若微數之脉　慎不可灸之　因火熱為邪　攻則為煩逆

追虛而逐實　血散於脉中　其火氣雖微　内攻則有力

焦骨而傷筋　而血難復也

此節亦承上節而言上節言太陽証脉浮熱甚是為實邪故不可灸犯之為實

此節是言脉微數之証因微則為虛數則為熱虛熱之証亦不可灸因火熱為邪犯之為逆蓋其脉虛則血液既傷若復灸之是為追虛脉數為熱熱為实邪若復灸之是為

逐实且火氣内攻焦骨傷筋以致釀成癈疾因血難復故也醫者慎之

（ ）

脉浮宜汗解　若用火灸之　邪無從而出　因火勢而盛
病從腰以下　身下重而痺　此名為火逆　如欲自解者
其人必先煩　乃有汗而解　何以得知之　因見其脉浮
故知汗出解

此節是言脉浮之証當汗出而解醫反誤灸之邪熱從而出因火勢加盛故病從腰下痺是名火逆者因其脉浮邪本當從身以上汗出而解今反灸之是為火逆邪既不能上泄故病從腰下而痺也如欲其自解當知其先煩脉浮

而後汗出自解也

（ ）桂枝加桂湯方

（ ）燒針令其汗　針處因被寒　核起而赤者　必發奔豚狀

氣從少腹閶　上衝於心者　當灸其核上　各處灸一壯

當與桂枝湯　更加桂二兩

桂枝三两　芍藥三两　生薑三两　甘草二两　大棗十二枚擘　牡桂二两

右六味以水七升煮取三升去滓溫服一升（按桂即桂枝也本方共五兩已經照數加入二兩矣今坊刻各本有加牡桂二兩相傳已久姑錄存參

此言燒針以發其汗之証因針處被寒邪所侵且其針處

即起赤色之核其內必發奔豚之狀者因少陰上火而下水既被發汗以虛其血液復被燒針之火邪與內干以傷其心氣故其君火不能下交於膀胱且其寒水之氣亦因針處之外寒所侵入故如奔豚之狀從少腹而上衝也醫者當就其針處之核上灸之各一壯以散其寒邪然後以桂枝加桂湯以治奔豚之証蓋桂枝湯是強心之劑其加桂者因桂性下達欲其使君火下降於膀胱而化水氣使不上衝故能治奔豚之証也

〔 〕桂枝甘草龍骨牡蠣湯方

火逆復下之　因燒針煩燥　桂甘與龍牡　作湯以治之

桂枝一两　甘草二两　牡蛎二两　龍骨二两　为末水煮即是此法

右为末以水五升煮取二升半去滓温服八合日三服

（歌）龍牡湯中甘桂枝　火逆之証誤下之　因復燒針煩躁者

安神斂氣治當施

此節是言火逆之証醫者既經誤下以陥其陰又復燒針以動其陽陽氣上亢故煩陰氣下陥故躁皆因火邪内灼則少陰之氣血已虚陰陽不能相濟故見煩躁也

方中用龍牡水族之物以斂其亢陽下交於陰且用桂枝下達啟陰氣以上交于陽加以甘草之甘温以補中氣以使其陰陽相交則証自愈也

（　）

太陽傷寒者　勿誤加温針　誤針傷經脈　神浮必驚也

此以上十餘節皆是仲聖諄諄告誡凡太陽之証無論中風傷寒皆不可誤施温針致犯火逆之証

此節重申燒針之害因傷其經脈經脈乃心之所主經脈既傷心氣因之而虛而神明不寧故驚也

傷寒論改淺五言易讀（附新釋方歌）

廣西鬱林縣唐桂榮述釋
晏仲全參訂

（太陽篇下）

辨太陽病脉証篇

（1）太陽經之病　當惡寒發熱　今反自汗出　不惡寒發熱
關上脉細數　醫誤吐之過　一二日吐者　其腹中必飢
其口不能食　三四日吐者　而不喜糜粥　每欲食冷食
朝食而暮吐　因誤吐所致　此為小逆也。

此節。是言傷寒病本有發熱惡寒之病今因醫者誤用藥使病者吐之反不發熱悪寒關上脉數者乃因醫者誤吐中焦之氣因之而虛故有此脉象也　下段言吐法之日期因傷胃氣故變生飲食諸病待其胃氣自復病當自愈非屬重症乃小逆之症耳

(2)

太陽病吐之　其病當悪寒　今反不悪寒　不欲近衣者
因醫誤吐之　故其內煩也

此節是言太陽病不當吐者醫誤吐之必見胸中煩此乃因吐過傷上焦之氣故也

(3)

病人脉見數　脉數則為熱　當消穀引食　而其人反吐
此因發其汗　以令陽氣微　故膈中氣虛　其脉乃數也

且數為客熱　而不能消穀　因胃中虛冷　故知必吐也

此節是言太陽症脉數本屬熱証當消穀引食今則不然反自吐者因以已發其汗致令陽氣微乃膈氣虛之客熱非實熱也是以不能消穀因胃中虛冷故吐也

(4)

太陽已過經　其病十餘日　但其人心下　温温然欲吐
而胸中覺痛　大便反見溏　且腹中微滿　鬱鬱而微煩
先病此之時　自欲極吐下　可與調胃湯　若不如此者
此湯勿與之　若其但欲嘔　而胸中覺痛　大便微溏者
此非柴胡証　因其嘔故知　欲極吐下也

此節言太陽証過經十餘日其人自欲吐欲下之証因其

人胸中痛故心下温温欲吐且其腹微滿欲下利而便反溏不得下當察其人先此之時其意必欲極吐極下以爲快無疑矣可以調胃承氣湯與之使其胃氣和不必吐下其病自愈矣又當察其証欲嘔胸痛微溏既非柴胡証矣何以知之以其嘔與其意欲極吐下故知之也然後可與調胃承氣湯與之也

抵當湯方

(5)(1)

太陽六七日　其表証仍在　脉微而且沈　反不作結胸
其人發狂者　以熱在下焦　小腹當硬滿　小便自利者
下其血乃愈　因太陽隨經　而瘀熱在裡　抵當湯主之

水蛭（三十個熬）　蝱虫（三十個熬去翅）　桃仁（三十個去皮）　大黄（三兩酒浸）

右四味剉如麻豆以水五升煮取三升去滓温服一升不下再服

（歌）抵當湯桃蛭蝱黄　脉見沈微自發狂　小腹硬滿小便利　瘀熱在裡下血當

此節言太陽病六七日表証仍在而脉反見沈微者是因太陽之邪氣不傳他經而直入於裡即少陰心也故脉見沈微且心主血脉故其邪由胸中之血脉直入於下焦之胞室而不留於胸中故不結胸邪入裡與少陰同化則為熱邪干於血室故瘀熱在裡但血室在小腹之間故滿痛

邪血相搏故發狂法當下其胞室之瘀血而清其裡熱宜
抵當湯主之
此方以大黄之苦寒入血分以清胞室之瘀血水蛭入水
最深以驅其下焦之熱邪蝱虫乃吸血之物亦能深入胞
室以清其瘀血佐以桃仁之降氣破血使其瘀血得下而
病自愈也

(6) 太陽經之病　身黄脉沈結　其人少腹硬　小便不利者
此無血症也　而小便自利　其人如狂者　血証真諦也
抵當湯主之
此節是重申上文　太陽証瘀熱在裡因有相類之証不

可不辨上節是少腹硬滿發狂之証是太陽之邪由胸中直入胞室是真血証也故小便自利此節是太陽之邪由胸而入於中土故身發黃且中土之氣制化太過則膀胱之水不能化氣故少腹硬滿而小便不利也因此是膀胱蓄水之証故脉亦見沈結但無血証之真相故曰無血也當察小便自利其人發狂者方是血証之真諦乃可以抵當湯治之

(2) 抵當丸方

(丁) 傷寒病有熱　其少腹應滿　而小便不利　今反見利者
為有血証也　亦當緩下之　不可留餘藥　抵當丸主之

水蛭 三十個 熬　蝱虫 廿五個 熬去翅　桃仁 二十個 去皮尖　大黄 三兩 酒浸

右四味杵分四丸以水一升煮一丸取七合服之晬時當下血若不下者更服(晬時周時也)

此節是承上節而言傷寒有熱之証與上節相類但其輕重不同上節是少腹硬滿其人發狂是血中之重症此節是少腹滿而不硬其人不發狂亦小便自利是血中之輕症以抵當丸治之使其緩緩而下無前湯之猛烈也當盡其餘葯者因此丸分兩太輕故宜盡量服之不留餘葯也

(8) 太陽經之病　其小便利者　因飲水過多　必見心下悸　若小便少者　必若裡急也

此節是承上節而言上節是察其小便利與不利而驗其血証之是否此節是察小便之多少以驗其水氣之在上與在下蓋太陽病小便雖利乃因飲水過多水停心下故有驚悸之証也若小便少者必因膀胱之氣不化而水氣停留其中故若裡急也

(9) 結胸與藏結　其病當如何　若按之痛者　脉寸浮関沈
名之曰結胸

(10) 何謂藏結病　如結胸之狀　其飲食如故　且時時下利
其寸脉必浮　若按其関脉　小細而沈緊　其証為難治
此名為藏結　舌上白胎滑　藏結無陽証　不往來寒熱

且其人反静　舌上胎滑者　不可以攻也

此二節是言結胸之証與藏結之証似同而實異因結胸是太陽標熱之邪嚮結于胸膈之間按之必痛且見關沈寸浮之脉者浮則為太陽之表証沉則為少陰之裡証因少陰之熱邪嚮結于胸間故名之曰結胸至于藏結之証其脉與結胸畧同亦寸浮而関沈但關脉中兼見小細而沈緊因小細為虛象沈緊為寒象故藏結為少陰虛寒且舌上白胎滑者此是裡寒雖飲食如故外無寒熱而時時下利此裡寒已極故曰難治但雖見舌上胎滑其人反静者猶為可治之症但不可攻耳

（10）

（丁）大陷胸丸

病發於陽者　而反誤下之　其熱邪內入　故作結胸病、

病發於陰者　而反誤下之　因之而作痞　作痞因下之

所以結胸者　下之太早也　若病結胸者　其人項亦强

且如柔痙狀　下之則氣和　宜大陷胸丸

大黃（半斤）　葶藶（半斤　熬）　芒硝（半升）　杏仁（半升　去皮尖　熬黑）

右四味擣篩二味納杏仁芒硝合研為脂和散取如彈丸一枚別擣甘遂末一錢白蜜二合水二升煮取一升溫頓服之一宿乃下如不下更服取下為效禁如藥法

（歌）大陷胸硝杏葶黃　甘遂蜜丸下最當　因於誤下熱入裡

結胸痞症是良方

此節是言太陽病因於誤下以至少陰之熱邪入裡而不得外洩乃鬱結於胸膈間故名結胸或發於少陰之証而見痞亦是熱邪鬱於內而不得伸故項亦强如柔痓狀也宜大陷胸丸治之下其熱乃愈　但此丸用大黃之苦寒以清腸胃之熱邪芒硝之鹹寒以軟堅以清大腸之熱結加以葶藶大瀉胸中之熱氣佐以杏仁之開利而降上焦之氣使胸中之熱一洗而清但恐傷其中氣且佐以少許之甘遂以驅其水氣更以白蜜和丸使補其中氣緩緩下之勿傷其正也

此節本因誤下而成此証今亦下之而除此証可見仲聖之治法前後不同也學者當細究焉

（11）若結胸之証　其脉浮大者　切不可下之　下之則必死

此節是言結胸之証其脉浮大者因浮則為邪氣在外大則為正氣内虛醫者若誤下之以致邪入於内因正氣虛不能敌必成壞証故切不可下之下之必死也

（4）大陷胸湯方

（12）太陽中風病　脉浮而動數　脉浮則為風　脉數則為熱
脉動則為痛　脉數則為虛　頭痛而發熱　微有盜汗出
而反惡寒者　是表未解也　醫反誤下之　動數脉変遲

膈内必抱痛　因胃中空虚　客氣動膈也　若短氣煩熱

心中覺懊憹　而陽氣内陷　心下因見硬　與大陷胸湯

倘若不結胸　但見頭汗出　餘處皆無汗　只劑頸而還

且小便不利　身必發黄也

大黄六兩去皮　芒硝一升　甘遂一錢

右三味以水六升先煮大黄取二升去滓納芒硝煮一二

沸納甘遂末温服一升得快利止後服

（歌）太陷胸湯硝遂黄　太陽表証下非當　心中懊憹膈劇痛

結胸煩熱是良方

此是太陽中風証表未解而誤下之脉變動數而見遲膈

中劇痛短氣煩熱心中懊憹諸証乃因誤下之故熱邪結於胃中不得下遂上干于胸膈之間心氣為熱邪所擾故發生諸証也且此証因誤下胃中空虛以致邪氣動於膈間而陽氣内陷不得伸心下因見硬而成此結胸之証也當以大陷胸湯治之若非結胸之証必見頭汗出劑頸而還此乃熱邪不結於胸而上升於頭頸也如小便不利者其邪氣不能下洩而欲外出故身必發黄也則非大陷胸湯中所宜也

方中用大黄以滌胸膈間之邪熱使其下泄且佐以甘遂芒硝皆攻下之藥能使熱邪之欝於胸膈間者從下而出

之故能治結胸之証也

（13）傷寒六七日　結胸為熱實　其脉沈而緊　而心下覺痛

按之石硬者　大陷胸主之

此節是言太陽病經氣復遂本經之期脉象沈而緊因沈

是少陰之脉少陰與太陽相表裡今其邪已入少陰同其

熱化故見胸中熱実其邪鬱結不散故石硬也且脉緊緊

是急切也因熱邪焦灼胸中其烈如焚其經氣急切不通

故心痛也。亦宜用大陷胸湯治之

（14）傷寒十餘日　而熱結在裡　復往來寒熱　與大柴胡湯

但病結胸証　而無大熱者　此則為水氣　結在胸脇也

但頭微汗出　大陷湯主之

此是言傷寒証十餘日病入於裡為太陽標熱所化故熱結於裡也因寒熱交爭故往來寒熱宜用大柴胡湯主之但與邪結于胸中者不同此為寒水之氣上凌鬱結胸間欲出不得惟見頭汗出無大熱者則非柴胡証矣亦宜用大陷胸湯治之

(115)

太陽經之病　既重發其汗　復以後下之　其人不大便
已經五六日　舌上燥而渴　至日晡所時　而小有潮熱
從心至少腹　覺硬滿而痛　手不可近者　大陷湯主之

此証是言太陽病因重發汗既傷其津液況復下之則胃

與大腸之津液枯竭陽明為燥金主氣故不大便五六日舌上見燥渴也況又誤下不得下而腹中実邪未除熱鬱在裡故心下至少腹當硬滿而痛也依經云実者拒按虚者喜按此為実証故拒按手不可近也當以大陷胸湯下其胸腹腸胃之実熱而病自愈矣

(5) 小陷胸湯方

(16) 小結胸之病　正在心之下　若按之則痛　脉浮而滑者小陷湯主之

黄連一两　半夏半升洗　栝蔞実大者一個

右三味以水六升先煮栝蔞取三升去滓納諸薬煮取二

升去滓分温三服

（歌）小陷胸湯蔞夏連　脉見浮緩非偶然　按之覺痛正心下
小結胸症可回天

上節言大結胸之証諸法詳備此節是言小結胸之症其熱邪鬱結正在心下按之則覺痛因經云拒按為实邪是其熱邪鬱結在內不得宣洩但其症較輕于大結胸故名之為小結胸也因脉浮則為陽熱痰火鬱結則脉見滑故用小陷胸湯治之

方中用川連之苦寒以清其心火佐以半夏之開胸降氣以散其鬱結之熱邪栝蔞实之豁胸除熱生津以潤其胸

中之燥解其鬱結之邪清其心火之熱而病自愈矣

(17)太陽二三日　其人不能卧・但欲起坐者　其心下必結且脉微弱者　此本有寒分　醫者反下之　若其利止者必作結胸証　如若利未止　四日復下之　此作協熱利

此節是言太陽病二三日而經氣正傳陽明少陽之期其人不能卧祗欲起坐者而現其煩燥不安之象也此本陽熱之症因脉見微弱乃陰寒之象故非全是陽熱可知本不當下而反下之若其利止其邪必結胸間故名結胸也若其利未止時至四日又復下利是其寒分之邪協熱邪而同下也則非結胸之証學者當細辨之

(18)

太陽病下之　其人脉見促　而不結胸者　此為欲解也
若脉見浮者　必作結胸也　脉若見緊者　其人必咽痛
若其脉弦者　必兩脇拘急　若脉見細數　其頭痛未止
或脉沈緊者　其人必欲嘔　或若脉沈滑　必脇熱利也
或脉見浮滑　必見下血也

此節是言太陽病誤下變生之脉証何者為結胸何者非
結胸其脉証詳備醫者當細察之可也

(6) 文蛤散方

(19)

太陽病在陽　應以汗解之　反以冷水潠　若以水灌之
熱被却不去　而心更益煩　肉上如粟起　意欲本覓飲水

而反不渴者　當服文蛤散　若病不瘥者　當與五苓散

若寒实结胸　外無熱証者　與三物陷胸　白散亦可服

文蛤五兩

右一味為散以沸湯和一錢閘服湯用五合

此節是言結胸証變証因多相類者不少尤而宜細察如太陽病本當發汗今反以冷水潠之或以水灌之因熱邪被水氣所阻却不得出去而鬱結于皮肉之間故肉上見粟起因熱灼于内故煩意欲飲水又因水停皮肉間故反不渴當以文蛤散治之蓋文蛤乃海中之物能散皮肉内之水邪而解鬱熱若其不瘥者與五苓散因五苓散能助脾

之健運而化其皮肉間之水氣也若寒實結胸外無熱症者因熱邪鬱結於內為皮肉間之寒氣阻隔故外無熱症也宜三物小陷胸湯或白散治之

白散方

桔梗（7）三分　巴豆一分去皮心熬黑研如脂　貝母三分

右三味為散納巴豆更於臼中杵之以白飲和服強人半錢羸者減之病在膈上必吐在膈下必利不利進熱粥一杯利過不止進冷一杯身冷皮粟不解欲引衣自覆者若水以潠之洗之益令熱却不得出當汗而不汗則煩假令汗出已腹中痛與芍藥三兩如上法

（歌）白散方中桔貝巴　胸間水氣治堪瘥　寒实結胸宜吐下
除煩解欝逐寒邪

此方用桔梗之升提利氣貝母之開欝降氣二味皆入肺經之葯因肺主上焦之宗氣此寒實結胸之邪乃在膈間皮肉中故用此二味以開利肺氣驅逐水邪且使膈上之水氣隨桔梗之升提以吐之佐以巴豆之苦温以驅寒邪同貝母能使膈下之水邪由大便下之且須啜粥以助之者恐傷其胃氣不作湯而作散取以散之之義也

（20）太少陽併病　其頭項强痛　或病見眩冒　時如結胸狀
心下痞硬者　當取大椎穴　刺其第一間　并肺俞肝俞

慎不可發汗　發汗則譫語　脉弦五六日　仍譫語不止

當刺期門穴

此節是對上節結胸之証而言上節是言病在經氣之証故須用葯治之此節是言病在經脉之証故當按穴刺之

此節言太陽少陽并病因其頭項强痛是太陽表証又因眩冒結胸心下痞硬是相似少陽之証且此証是病在經脉故不宜汗之也當刺大椎穴以泄太少并病之邪不已更刺肺俞通肺氣斯膀胱之氣化行而邪自不留復刺肝俞以瀉少陽之邪蓋以胆與肝相表裡也如誤發汗則經脉燥熱而譫語相火熾盛而脉弦若五六日譫語不止六

日值厥陰主氣之期恐少陽與厥陰之風相合火得風而愈熾矣當刺肝之期門穴迎其氣以奪之

(21)

婦人中風病　發熱而惡寒　其經水適來　得之七八日而熱除身涼　且見其脉遲　而胸脇下滿　証如結胸狀其人譫語者　此熱入血室　當刺期門穴　隨実而瀉之

此節是言婦人中風發熱惡寒當表邪方盛之際而經水適來蓋經水乃衝任厥陰之所主而衝任厥陰之血又皆取資於陽明而得病之期過七日而至八日正值陽明主氣之期病邪乘隙而入於裡故外熱除而脉遲身涼已離表証惟衝任厥陰俱循胸脇網膜之間下入於胞室故胸

脇下滿如結胸之狀因裡熱之邪與血相搏神明内乱而發譫語者此爲熱入血室也治者握要而圖只取肝幕當刺期門隨其実而瀉之何以謂之実邪盛則実也

(22)

婦人中風証　已經七八日　継續得有熱　其發作有時　經水適断者　此熱入血室　而其血必結　故使如瘧狀　而發作有時　小柴湯主之

此節是言婦人中風証七八日之期正值陽明主氣因其邪已入於半表半裡故継續得寒熱又因陽明胃氣每日行一次其時與邪相搏故發作有時也因衝任二脉下交胞室陽明之邪循衝脉下于胞室故經水適断爲熱入血

室之証也血室即胞室也因其血為热邪所阻遏故曰血結也其証多類似少陽之瘧症往來寒熱發作有時皆是邪入在半表半裡網膜之間與柴胡証無異故用小柴胡湯治之

（25）

婦傷寒發熱　其經水適來　晝日則明了　日暮則譫語如見鬼狀者　熱入血室也　若無犯胃氣　並及上二焦其症必自愈

此言婦人傷寒發熱經水適來晝日心明了暮則譫語如見鬼狀此証亦同上節热邪入血室之証上焦因血結而熱邪傷及胃氣又因其經水適断其邪不能隨經而下泄

故當以小柴胡湯治之　此節是傷寒發熱之邪因經水復來其邪雖傳入於裡并無干犯胃氣並上二焦其熱邪得隨經水而下泄而無血結之症故不用湯藥而病自愈也

柴胡桂枝湯方

(24)(8)傷寒六七日　發熱微惡寒　而支節疼痛　其人有微嘔且心下支結　外証未去者　柴桂湯主之

柴胡四両　桂枝　黃芩　人參各一両半　炙草一両　半夏二合半洗　芍藥一両半　大棗六枚擘　生薑一両半切

右九味以水七升煮取三升去滓溫服

（歌）柴桂湯甘姜棗参　心下支結病殊深　欲嘔還須芩夏芍

轉樞解外是良箴

此節是言傷寒六七日復遂太陽本經之期若見發熱微惡寒支節疼痛微嘔之症是因寒邪傳入於胸中之本經故微嘔心下支結支結者是胸膈間血脉之支管寒邪鬱結其中故曰支結也此與柴胡証相似故用柴胡湯與桂枝湯同用者是用柴胡湯轉少陽之樞用桂枝湯以解發熱惡寒骨節疼痛之外証此亦兩解之法也

（9）柴胡桂枝乾薑湯方

（25）傷寒五六日　已經發其汗　而復誤下之　胸脇滿微結

且小便不利　口渴而不嘔　但其頭汗出　而往來寒熱
且見心煩者　此為病未解　柴胡桂羌湯　煎服而治之

柴胡半斤 桂枝三兩 乾羌二兩 栝蔞根四兩 黃芩三兩 牡蠣二兩 甘草二兩炙

右七味以水一斗二升煮取六升去滓再煮取三升溫服一升日三服初服微煩復服汗出便愈

（歌）柴桂羌湯芩蠣草　胸脇滿結治宜早　往來寒熱兼煩渴
但頭汗出此方好

此節言傷寒五六日經氣已傳厥陰之期已經發汗而後下之病尚未解正見胸脇滿微結口渴小便不利寒熱往來心煩諸症皆現少陽之証因厥陰之表即少陽因其邪

尚未入裡衹在半表半裡之網膜中鬱結胸脇間不能外洩欲上出而不能故但頭汗出病未解也宜用柴桂乾羌湯治之

湯中用柴芩以轉少陽之樞而治胸脇滿結往來寒熱之証且桂枝强心牡蠣歛心氣而滋陰液故治頭汗出煩渴之証佐以括蔞根之生津止渴以清胸中之熱鬱況乾羌之辛温亦是驅胸中之寒邪與甘草同用則調和中土以助其樞轉也

(26)

傷寒五六日 其人頭汗出 而身微惡寒 且見手足冷 或見心下滿 其口不欲食 且其大便硬 若見脉細者

此為陽微結　必有其表證　而復有裏證　脈沈亦在裏
汗出為陽微　假令純陰結　不得有外證　而悉入在裏
此證半在裏　而半在外也　脈雖見沈緊　不為少陰病
其所以然者　陰不得有汗　今其頭汗出　故知非少陰
可與小柴湯　設不了了者　得屎病自解

此節是言傷寒證有陰結陽結之不同因此證是頭汗出微惡寒手足冷與表證不同因表證是汗出惡寒可知其邪在半裏半外之間也且心下滿不欲食大便硬諸症是半表半裏之證也又因脈見細有表證故為陽結也若脈見沈並無表證悉是裏證方是陰結今雖脈沈緊但頭汗

出諸症皆是半表半裡之証乃是陽微結非少陰之証可知故以小柴胡湯治之若設若外解而内不了了者得大便利而解矣

(10) 半夏瀉心湯方

(27) 傷寒五六日　嘔而發熱者　柴胡湯証具　以他葯下之　柴胡証仍在　復與柴胡湯　此雖已下之　却是不為逆　必蒸蒸而振　却發熱汗出　而其証可解　若其心下滿　而且硬痛者　此為結胸也　大陷湯主之　但滿而不痛　此為痞証也　柴胡不中與　半夏瀉心湯　乃可以治之

半夏半斤洗　黃芩　乾姜　甘草炙　人參以上各三兩　黃連一兩　大棗十二枚擘

右七味以水一斗煮取六升去滓再煮取三升温服一升日三服

（歌）

半夏瀉心參羌草　心下見满此方好　嘔而發熱非結胸

解結瀉心芩連棗

此節是言柴胡証與大結胸証証雖畧同當細辨認不可蒙混今再揭出半夏瀉心湯之証與諸症亦畧同尤宜細辨因諸証之邪皆是在胸膈網膜間停留為患故其証狀皆畧同也因陷胸是心下满痛因此証但心满而不痛是此痞証祇此與柴胡陷胸之証不同故以此方治之也

方中用半夏之解欝降氣乾羌之辛温以驅心下寒水之

邪用芩連之苦寒以清心下熱鬱之邪佐以人參之補中氣棗草之和胃氣使其正氣復與心下寒熱之鬱邪自散也

(28)

太少陽并病　醫反誤下之　已成結胸症　其人心下硬下利而不止　而水漿不下　且其人心煩

此節是言太少陽并病因於誤下致成結胸之証因太陽是寒化少陽是熱化因其邪是寒熱相雜鬱結胸間故見心下硬而煩水漿不下下利不止者等証亦當以前方半夏瀉心湯治之

(29)

若脉浮而緊　醫復誤下之　緊反為入裡　是則作痞証

按其脉自濡　但是氣痞耳

此節亦是言半夏瀉心湯之脉証也

(11) 十棗湯方

(30)

太陽中風証　下利與嘔逆　其表已解者　乃可以攻之

其人漐漐然　而汗自出者　其發作有時　且其頭覺痛

心下痞硬滿　引及脇下痛　乾嘔而短氣　汗出不悪寒

表解裡未和　十棗湯主之

芫花熬　甘遂　大戟　大棗擘十枚

右三味等分各別擣為散以水一升半先煮大棗肥者十枚取八合去滓納薬末強人服一錢羸人服半錢温服之

平旦服若不下病不除者明日更服加半錢得快下利後

糜粥自養

（歌）

十棗湯中戟遂芫　心下痞硬短氣痊　頭痛下利汗漐漐

嘔逆脇痛水氣蠲

此節是言太陽中風証寒水之邪欝積於胸脇膈膜之間故心下痛硬滿及脇痛因其水氣欲上冲故頭痛而嘔逆其水氣欲下達則下利但此証有惡寒汗出之表証則不可攻必需表解無以上之表証而裡未和者乃可攻之方中芫花是辛苦大通其胸中水氣佐以甘遂能除經隧之水氣大戟能除臟腑之水氣因此三味皆峻烈有毒之物

恐傷其臟氣故用大棗十枚以補益其胃氣則邪退而正不傷也

（31）

太陽經之病　因医發其汗　遂發熱惡寒　因復藥下之
其人心下痞　而表裡俱虛　陰陽氣並竭　無陽則陰独
而復加燒針　因之胸中煩　且面色青黃　肌膚瞤動者
此証為難治。今其色微黃　而手足溫者　其証則易愈

此節是言太陽经之病因医者誤發其汗以致傷其表氣且誤用攻下之藥而傷其裡氣是以表裡俱虛而成心下痞之証也既陰陽氣並竭而無陽則陰獨又復加以燒針因之胸中煩燥者是陰陽氣並竭所致也面有青黃色者

因青為木色屬陰黃為土色屬陽發現此種面色是陰尅陽即無陽而陰独之表現故其肌膚亦因之而瞤動也是以此証為難治今其人色微黃而手足溫者是陽氣尚存則伸於四肢故為易治也

(12) 大黃黃連瀉心湯方

(32) 病人心下痞　按不硬而濡　脉關上浮者　大連瀉心湯煎服以治之

大黃二兩　黃連一兩

右二味以麻沸湯二升漬之須臾絞去滓分溫再服

大黃黃連瀉心湯　心下痞症治最良　按之見濡脉浮現

清心除熱法精詳

此節是承上節心下痞之証有水火之分上節是水劫心下故痞而硬此節是火鬱心下故痞而濡按之不硬是也且關上脉見浮者浮則為陽為熱是少陰君火之熱氣亢盛故也湯中用大黃之苦寒而降下且以黃連之苦寒引之使入心以瀉少陰君火之熱則其痞鬱自平矣

(13) 附子瀉心湯方

(33) 心下痞之証　其人復惡寒　而汗自出者　附子瀉心湯

煎服病自愈

大黃二両　黃連　黃芩各一両　附子一枚炮去皮破別煮取汁

右四味切三味以麻沸湯二升漬之須臾絞去滓納附子
汁分温再服
此節亦是承上節而言心下痞之証有寒熱之分上節是
熱氣鬱於心下故痞而濡脉見浮是陽熱可知矣此節是
寒邪鬱於心下故痞而惡寒兼汗出因寒邪過盛少陰君
火因之而亢寒勝熱故惡寒而汗出此是寒氣之証故用
附子瀉心湯也方中用大黄黄芩黄連以瀉少陰君火之
熱且用附子以逐少陰之寒邪表裡和則病自除矣

(34)本虛以下之　故其心下痞　與以瀉心湯　而痞不解者
口渴而躁煩　小便不利者　五苓散主之

此節是言太陽証病人脾胃素虛因醫誤以攻葯下之故成心下痞之証與以瀉心湯而其痞症不解者是因誤葯重傷其脾胃之氣以致津液耗竭不能上滋於口舌故口渴而煩躁也其津液不足以下輸膀胱故小便不利也而用五苓散以助脾胃之氣以化膀胱之水以生其津液則其水氣上下通調而病自愈矣

(14) 生姜瀉心湯

(35) 傷寒病汗出　表解胃不和　而心下痞硬　且乾噫食臭
脇下有水氣　腹中如雷鳴　而自下利者　生姜瀉心湯
煎服以治之

生姜四兩切 甘草三兩炙 人參三兩 乾姜一兩 黃芩三兩 半夏半升洗 黃連一兩 大棗十二枚擘

右八味以水一斗煮取六升去滓再煮取三升溫服一升日三服

〔歌〕生姜瀉心參棗草　芩連乾夏逐水好　心下痞硬噫食臭腹鳴下利治及早

此節是言傷寒汗出表解之後胃氣不和以致其水氣鬱積於胸脇之間故心下痞硬腹中雷鳴且胃氣上逆故乾噫食臭與胃氣下陷故下利　且此節與上節之中風証水結胸脇証雖畧同但因上節之水邪沈重故須十棗湯之峻劑此節亦是水氣鬱於胸脇而胃氣不和其証狀較輕

故用生羌瀉心湯以解之也　故方中用參草羌棗之甘
溫以培元氣而和胃氣乾羌半夏之辛溫以逐水邪而解
噫臭芩連之苦寒以清胸中之熱妙在生羌一味之辛通
散寒以宣洩其水氣而和胃氣也

(36)

(15) 甘艸瀉心湯

傷寒或中風　医者反下之　而其人下利　每日數十行
其水穀不化　且腹中雷鳴　心下痞硬滿　其人乾嘔者
心煩不得安　医見心下痞　謂病不盡去　而復誤下之
其痞症益甚　此証非热結　但以胃中虛　客氣因上逆
故心下硬也　甘艸瀉心湯　服之病自愈

甘草四兩 黃芩三兩 乾羌三兩 半夏半升洗 大棗十二枚擘 黃連一兩

右六味以水一斗煮取六升再煎取三升溫服一升日三服

(歌)甘草瀉心棗夏羌　心下痞硬胃中傷　心煩乾嘔因誤下

芩連加入最為良

此節是言無論傷寒中風之証不當下而下津液已傷胃中空虛正氣下陷水穀不化故下利日數十心下見痞而且硬滿或腹中雷鳴且既已誤下又復再下正氣益虛故客邪得以上逆以致心煩乾嘔也又此節心下痞等症與上節畧同上節是水氣鬱結胸脇間而胃氣不和故用生

羌之辛散水邪而調和胃氣此節是因医誤下而復下之以致胃氣已虛客邪上逆故用甘草瀉心湯以補益其胃氣而病自解也

方中用棗草之甘温以補益其胃陰羌夏之辛温以助其胃陽芩連苦寒以洩其煩滿使陰陽和而胃氣復而病自解矣此仲聖瀉心湯之心法也

(16) 赤石脂禹餘粮湯方

(37) 傷寒服湯葯　而下利不止　其心下痞硬　服瀉心湯已

復以葯下之　其利遂不止　医與理中湯　而下利益甚

理中理中焦　此利在下焦　赤石禹餘粮　煎湯以服之

復利不止者　當利其小便

赤石脂一斤研　禹餘粮一斤碎

右二味以水六升煮取二升去滓分三服

此節是言心下痞之証不特上中二焦有之而下焦亦有之此証因病在下焦與理中湯以理中焦而復下利不止者因其病在下焦以葯不對症故也必當以禹餘粮赤石脂湯治之倘其下利復不止者則是水結下焦當利其小便可也

方中用赤石脂禹餘粮者因二葯皆土之結晶得土氣最深其質重而固濇故能深入下焦補脾氣而固大腸故用

之以治下焦下利不止之症也

(38) 太陽傷寒症　或吐或下後　發汗而虛煩　其人脉甚微
已經八九日　心下覺痞硬　而且脇下痛　氣上衝咽喉
頭目時眩冒　經脉動惕者　久而成痿症

此節亦是言心下痞之証因經汗吐下之後中氣虛憊已極因陽虛則下陷陰虛則上逆故虛煩脉甚微也蓋上逆之証氣上衝咽喉頭眩冒是也下陷者腹中痞硬是也且陰陽俱虛故血脉動惕恐久則成痿証也

(17) 旋覆代赭石湯方

(39) 傷寒已發汗　或吐或下之　病已解之後　其心下痞硬

噫氣不除者　旋代湯主之

旋覆花三兩　人參二兩　生姜五兩切　代赭石兩　大棗十二枚擘　甘草三兩炙　半夏半升洗

右七味以水一斗煮取六升去滓再煎取三升溫服一升日三服

（歌）旋代湯參棗草姜　因汗吐下胃氣傷　心下痞硬且噫氣　半夏降逆最為良

此節是言傷寒經汗吐下後重傷其胃氣外証雖解而心下尚覺痞硬噫氣不除故當以旋代湯治之也

方中用參姜棗草以補益其胃氣而復其既失之源氣用旋代夏皆降下之品以降其上逆上噫氣而腹中痞硬之

証自除也

(40) 太陽病下後　勿用桂枝湯　若汗出而喘　身無大熱者

麻杏甘石湯　乃可以與之

此是言太陽病既下後不可復用桂枝湯發汗如汗之失當必汗出而喘因表無大熱故不當用桂枝湯而當用麻杏甘石湯也

(18) 桂枝人參湯方

(41) 太陽之為病　外証尚未除　医復數下之　遂協熱而利而利下不止　且心下痞硬　表裡不解者　桂參湯主之

桂枝四兩　甘草炙四兩　白朮三兩　人參三兩　乾姜三兩

右五味以水九升先煮四味取三升溫服一升日再服夜
一服

（歌）桂參湯中草朮姜　因誤汗下表裡傷　協熱下利遂不止
調和內外此方良

此節是言太陽証汗下之誤蓋誤汗則傷其表誤下則傷
其裡胃氣既傷則其陽氣必隨熱邪相協而下利不止也
且心下見痞之症亦胃氣虛所致也當調和其表裡而病
自愈故用桂參湯治之

方中用桂枝以和其表用參草以和其裡用朮姜之辛溫
以消其痞而止其利此方之本旨也

(42)

傷寒大下後　医復發其汗　其人心下痞　而且惡寒者
表邪未解也　不可攻其痞　當先解其表　表解乃攻痞
若欲解表者　宜用桂枝湯　如欲攻其痞　大連瀉心湯

此節亦是言傷寒証汗下之誤若心下痞悪寒者是表未解先當以桂枝湯解表然後可用大黃黃連瀉心湯以攻其痞也

(43)

傷寒病發汗　汗出表不解　而心下痞硬　嘔吐而下利
大柴湯主之

以上數節皆是因汗下之誤以致心下痞之証此節是言兼嘔吐而下利者乃是少陽之症宜用大柴胡湯以轉其

樞則自愈矣

(19)瓜蒂散方

(44)病如桂枝証　其人頭不痛　而且項不強　其寸脉微浮
且胸中痞硬　氣上衝咽喉　氣不得息者　此胸有寒也
當如法吐之　宜用瓜蒂散

瓜蒂一分熬黄　赤小豆一分

右二味各別擣篩為散已合治之取一錢以香豉一合用
熱湯七合煮作稀糜去滓取汁和散頓服之不吐者少少
加得快吐乃止諸亡血虛家不可與瓜蒂散

(歌)瓜蒂散中赤豆豉　胸中有寒太陽治　氣上衝胸不息時

依法吐之須切記

此節是言太陽病與桂枝湯相似但無頭項强痛之証已知其病非在經脉而在经氣可知因太陽之氣由胸中上出於咽喉因其寒邪上冲於胸脇故曰胸中有寒當乘勢而導之故用瓜蒂散以吐之也

方中用瓜蒂之苦涌以吐胸中寒邪且赤小豆為心之穀能使少陰之君火以下降用淡豆豉之輕浮以入腎使太陽之水氣上交又陰陽交水火濟雖盡吐胸中之寒邪而其經氣自無損害而病自解矣

(245) 脇下素有痞　連在臍之傍　痛引及少腹　入於陰筋者

此名為藏結　其証死不治

此節是言素病脇下有痞之人連及臍傍若痛引少腹入陰筋者因其症非病在厥陰之經脉而其寒邪結積在厥陰之臟中故名為藏結据陳修園註此証是結在厥陰交盡之地無陽可復而唐宗海則云其邪是結在厥陰之胞室網膜中於此可見脇下少腹及陰筋皆是厥陰之部位况痛入陰筋其病已極非尋常疝氣之可比故曰必死也

(46)
太陽傷寒病　若吐若下後　已經七八日　其病猶未解
而熱結在裡　且表裡俱熱　時時覺悪風　其人必大渴
舌上燥而煩　欲飲水數升　白虎加人参　合湯以治之

此節是言傷寒吐下後七八日表猶未解而經氣適傳陽明之期雖時時惡風之表証尚在而其陽明之熱氣已傳入裡故曰表裡俱熱也觀其証舌上燥乾大渴煩而欲飲水數升者是陽明之燥熱可知矣故宜用白虎加人參湯以治之

(47)
傷寒無大熱　其口燥而渴　病人心且煩　背微惡寒者
白虎加人參　調湯以治之
傷寒病脉浮　發熱而無汗　其表不解者　勿與白虎湯
若渴欲飲水　而無表証者　方用白虎湯　加人參治之

白虎湯見前服法同

此二節是言太陽病已傳陽明熱渴之証其病表邪已解
者方可以白虎加參湯治之表未解者不可與也

(48)

太少陽并病　其人心下硬　頭項強而眩　當刺其大椎
并肺俞肝俞　慎勿誤下之

此節是言太少陽并病之証乃是病在經脉非病在氣化
也故當刺大椎以通經隧之太陽刺肺俞以通都會之太
陽刺肝俞以通少陽之脉絡戒以勿下者以病在經脉宜
刺不宜下也

(20) 黄芩湯方

(49)

太少陽合病　若自下利者　當與黄芩湯　其人若嘔者

宜用黄芩湯　加姜夏治之

黄芩三两　甘艸炙二两　芍藥二两　大棗擘十二枚

右四味以水一斗煮取三升去滓温服一升日再夜一服

若嘔者加半夏半斤生姜二兩

（歌）黄芩湯内棗芍草　太少合病用之好　治自下利邪热鬱

嘔加姜夏須及早

此節是言太陽與少陽合病因太陽之邪不能外出而下泄故自下利少陽之邪不能外達故嘔故當用黄芩湯加生姜半夏治之

方中用黄芩之苦寒以泄热助少陽之樞轉再以芍葯之

滲利導其熱邪從下而泄棗艸之甘溫以和其胃氣而止利且夏姜能降逆宣通而止嘔其嘔利自愈矣倘無嘔証者去姜夏祇用黄芩湯可也

(211) 黄連湯方

(50) 太陽傷寒病 其胸中有熱 胃中有邪氣 腹中痛欲嘔 黄連湯主之

黄連 甘草炙 乾姜 桂枝各三兩 人參二兩 半夏半升洗 大棗十二枚擘

右七味以水一斗煮取六升去滓溫服一升日一服夜二服

(歌) 黄連湯參棗艸姜 桂夏加之治嘔長 胃有邪氣腹中痛

胸中有熱用之良

此節是言太陽傷寒症因胸中有熱蓋太陽之脉行於胸中且太陽之裡即少陰君火因邪從熱化致胸中有熱也況君火下生於土邪氣從之故胃中有邪氣而腹中痛也邪氣既入於胃欲出不得故嘔也故用黄連湯治之方中以黄連名者以清君火除胸中之熱也佐以羌夏之辛温以治胃中之邪氣而止嘔與腹中痛用桂枝以引其邪氣從太陽而出且用參棗草之補益胃氣使正氣復邪氣去而病自愈矣

(22)

桂枝附子湯　桂枝去桂加白朮湯方

(51)傷寒八九日　若風濕相搏　身体疼而煩　不能自轉側
不嘔亦不渴　脉浮虛而濇　桂枝附子湯　可以與服之
若其大便硬　小便自利者　去桂加白朮　煎湯以治之

桂枝四两　附子三枚去皮炮破八片　生姜三两切　炙草二两　大棗十二枚擘

右五味以水六升煮取二升去滓分温三服

此方藥品與桂枝去芍加附子湯同但分両之輕重不同

其主治亦别仲景方法之嚴如此

(歌)桂附湯中棗草姜　身体疼煩治擅長　小便自利大便硬
去桂加朮更為良

(23)桂枝去桂加白朮湯方

白朮四两 甘草二两（炙） 附子三枚（炮） 大棗十二枚（擘） 生姜三两

右五味以水七升煮取三升去滓分温三服初服其人身如痹半日許復服之三服盡其人如冒狀勿怪此以附子朮并走皮肉逐水氣未得除故使之尔當加桂枝四兩此本一方二法也

此節是言傷寒八九日不嘔不渴者因不傳少陽陽明之経以邪猶在本經也但因風濕相摶身体疼煩不能轉側可見寒濕之邪甚盛也故用桂枝附子湯治之若大便硬小便自利者是其風濕之邪已入於裡也因風濕相摶於内胃中津液耗竭故大便硬也寒濕之氣過盛故小便自

利也故用桂枝去桂加白朮湯治之

前方用桂枝生姜以驅太陽之風邪用附子之辛溫以驅其寒濕用棗艸以助其胃氣使風濕去而病自解也後方去桂加白朮者因其邪已入於裡不用桂枝以解外也加白朮者以其辛溫燥濕且健脾益氣使中氣復其風濕自除也

(24) 甘草附子湯方

(52) 若風濕相搏　而骨節煩疼　掣痛難屈伸　近之則痛劇

汗出而氣短　且小便不利　惡風不去衣　或身微腫者

甘附湯主之

甘草（炙二兩）　附子（二枚炮去皮破）　白朮（二兩）　桂枝（四兩）

右四味以水六升煮取三升去滓溫服一升日三服初服得微汗能食汗止復煩煮者服五合恐一升多者宜服六七合為始（此言初服之始）

（歌）甘附湯中朮桂枝　骨節煩疼掣痛施　汗出短氣尿不利

身腫惡風奏效奇

此節是承上節而言風濕相搏之証蓋病輕者令其速去尚易病重者因其邪太盛若硬以峻藥攻之則病必益劇必以柔和之藥以緩其猛烈之邪先和而後攻此誘敵掣勝之法也

方中以甘草主之者和其中氣以緩其風濕之邪也佐以桂枝以解汗出惡風肌表之証且附子之驅寒白朮之去濕以治其骨節煩疼之証且朮附三味皆是驅風逐濕之品以甘草將之者是先和而後攻也使其風濕之邪不致峻發自然緩緩解之矣此仲聖用方之妙也

白虎湯方

(25) 傷寒脉浮滑　此為表有熱　而且裡有寒　白虎湯主之

知(53)母（六兩）　石膏（一合碎）　甘草（二兩）　粳米（六合）

右四味以水一斗煮米熟湯成去滓溫服一升日三服

(歌) 白虎湯膏粳草知　陽明熱渴最為宜　表熱裡寒浮滑脉

降火潤燥見神机

此節是言太陽証表裡俱病因脉見浮滑故知其表熱而裡寒也脉浮為表滑則為熱是其表熱可知矣何以知其裡寒因太陽本寒而標熱以相對之法互參之故知其表有熱裡必有寒也蓋裡寒乃其本经寒水之氣不用施治今祗治其脉浮滑表熱之証故以白虎湯治之也

方中用石羔之辛寒蓋辛能解表寒能清熱以知母之苦寒佐之亦能瀉火而潤陽明之燥粳草引之而益胃氣而生津液因胃是陽明燥金主氣白虎是西方金神之名以其神能化燥金之氣故取以名湯因亦能治陽明熱渴之

証也

（26）炙甘草湯方

（54）傷寒脉結代　心動而覺悸　炙草湯主之

炙甘草四兩　生姜切三兩　桂枝三兩　人參二兩　生地一斤　阿膠二兩　麥冬半升
麻仁半升　大棗三十枚擘

右九味以清酒七升水八升先煮八味取三升去滓納膠烊消盡溫服一升日三服一名復脉湯

（歌）炙草湯姜參地棗　參桂膠麻合方好　脉見結代心中悸
復脉須知治宜早

此節是言太陽傷寒之証脉見結代心中悸者因汗下之

後過傷津液心血因之而虧耗以致君火獨亢不能下降且心生百脉心血既虚故脉見結代而心中悸也方中用炙甘草之甘溫以和中氣而生津液參棗佐之亦能補益心氣且用生地麥冬以滋陰血而降君火阿膠更能滋陰血以熄風火桂枝則能强心氣而散寒邪生姜之宣通麻仁之潤滑皆是通調血脉補益心氣之品也然後血脉得以調復故此湯又名之爲復脉也

(55)脉按之來緩　而一止時復來者　名曰結　又脉來動而中止更來　小數中有還者反動　名曰結陰也　脉來動而中止　不能自還　因而復動者　名爲代陰也　得此

脉者　必難治

此節是申明上節結代之脉象乃将亡陰亡陽之危証諄諄告誡後學必須於傷寒証中細察脉象然後施治不可鹵莽從事也

陽明經論

陽明者日月合化之象也蓋日為太陽月為太陰太陽君火之氣下生於太陰濕土濕土之氣既得火氣之薰蒸而生陽明之燥金故謂之日月合化也蓋陽明之經氣在人身中為燥金之氣行於腸胃之間即足陽明胃經手陽明大腸經是也因胃為水穀之海原賴其燥金之氣以消化穀食也且胃有五竅胃之上口主納水穀胃之下口主分泌糟粕其旁竅通于三焦淋巴管以分布水液另有一竅通于肺臟以上輸精氣又一口入于脾臟即西醫所謂甜肉汁由脾輸于胃以消化穀食也故胃為脾之腑大腸又為肺之腑故陽明與太陰相表裡也且脾與胃

同居中土運化四方而人身生化之机咸賴之焉但其燥金之氣原賴太陰濕土以調劑之則胃氣和而病不生倘若太陰脾土失職燥金之氣亢盛以致内熱充實故陽明之病多屬胃家實也如外邪侵入則燥熱愈熾津液耗竭倘不急治必如火之燎原須當以承氣湯之類急下救陰即釜底抽薪之法也然太陽主開陽明主闔太陽主表陽明主裡蓋太陽之病宜發汗不宜吐下陽明之病宜吐下不宜發表因陽明主闔故也然本经吐下各法仲聖已詳論之文無待余斤斤再贅也

陽明篇

（一）問曰病有太陽陽明有正陽陽明有少陽陽明何謂也答曰太陽陽明者脾約是也正陽陽明者胃家實是也少陽陽明者發汗利小便胃中燥煩實大便難是也

此節是總論三陽陽明之証所謂太陽陽明是脾約者因陽明為太陰之腑消化穀食傳送約束皆太陰之氣所轉輸今太陽之標热與陽明燥金之氣相合焦灼其津液以致太陰脾肺之治節不行故陽明胃大腸之燥氣不得其約束故轉輸不利而大便難

所謂正陽陽明是胃家實者是因本經之燥氣過盛充実其

中焦灼津液勢將枯竭故轉輸不利故而不得更衣是不得

大便故曰胃家實也

所謂少陽陽明者因少陽之上相火主之而其火熱之氣過

盛以致汗出小便利而傷其津液且其熱氣與陽明燥氣相

合而焦灼以致腸胃乾涸故燥煩而實大便難也

(2) 何謂正陽陽明之為病燥氣為陽明之本氣燥氣盛於上則胃氣实於内一言以蔽之曰胃家實也

(3) 問曰何緣得太陽陽明病答曰太陽之津液從胃府水穀而生患太陽病若發汗若下

若利小便此皆亡胃中之津液胃中無津液而乾燥其太陽未解之熱邪因轉屬於陽明其

不更衣為腸内之實腸内既實其大便必難通而閉塞者此名太陽轉屬之陽明也

(4) 問曰陽明病外証云何答曰身熱汗自出不惡寒反惡熱也

此一節補出陽明外証合上節為一內一外之總綱

(5)
問曰病有始得之一日不發熱而惡寒者何也答曰雖得之一日惡寒將自罷即自汗出而惡熱也

此承上文不惡寒反惡熱而言也但上文言陽明自內達外之表証此言風寒外入之表証

(6)
問曰惡寒何故自罷答曰陽明居中土也萬物所歸無所復傳始雖惡寒二日自止此為陽明病也

此復設問答以明惡寒自罷之故並指出胃家實之根也

(十)本太陽之病　初得其病時　已經發其汗　汗先出不徹
因轉屬陽明　本傷寒之病　應發熱無汗　今嘔不能食
反汗出濈濈　此轉屬陽明

此節是言太陽轉屬陽明之病有因發汗與不發汗而轉屬之別上段是言因太陽病發汗而轉屬下段是言因傷寒無汗之病而亦有轉屬陽明也然因太陽病汗出而轉屬者蓋太陽之氣行於皮毛之間太陰之氣亦與皮毛相合其呼吸氣出入之微絲管即在毛孔之中今因汗出不徹餘邪未盡其邪即從毛孔中入於太陰肺經但太陰中見是陽明其邪熱之氣與太陰之濕氣相反而與陽明之

燥氣相合故不轉屬太陰而轉屬陽明也又有不因汗出而轉者蓋太陽之氣出入於胸膈間且衛脉麗於陽明胃之上口亦在于膈間皆與太陽之氣相接近故太陽之熱邪不能外泄而内入者乃轉屬於陽明也

（8）傷寒病三日　陽明脉見大　是不傳少陽　從陽明解外

此節是言傷寒三日本是傳少陽之期今尚見陽明脉大之証是不傳少陽而病尚在陽明故當仍從陽明解之也

（述）自此以上六節論陽明之氣主表而外合太陽主裡而内闗津液之義也　按此即高士宗所謂讀論者因証而識正氣之出入因治而知經脉之循行則取之有本用之

無窮矣

(9)傷寒脉浮緩　手足自温之　是繫於太陰　若太陰證者其身當發黄　小便自利者　必不能發黄　至七八日期大便見硬者　是陽明可知

此節是言傷寒脉浮緩之証手足自温乃是太陰之証狀是陽明之表脉今其証反見太陰蓋陽明之裡即太陰脾也内有甜肉質是黄色的必當見發黄之証若小便自利者是脾之黄色津液從小便而去故身不發黄也至七八日復是陽明之期其大便見硬是從陽明燥化可知故當治陽明也

(10)

傷寒繫陽明　濈然微汗出

此節是言傷寒轉繫陽明之証因太陽傷寒之証本無汗倘見其人濈然汗出者可知為轉繫陽明也

(11)

陽明中風証　口苦咽乾時　腹滿而微喘　發熱惡寒者
脉象浮而緊　若是誤下之　其人見腹滿　小便必難也

此節是言陽明中風之証狀與脉象及誤下之變病也而陳註與唐註皆引入太少兩陽之証狀未免畫蛇添足也然上節既言傷寒繫陽明之証今又提出陽明中風之証因陽明中風與太陽中風不同蓋太陽中風是脉緩汗自出之証狀陽明中風是脉浮緊無汗自出之証狀况口苦

咽乾腹滿微喘發熱惡寒皆是陽明燥氣之証因風性熱與陽明燥氣同化故也若誤下之其人見腹滿小便難者因中風熱邪陷於胃中焦灼津液燥氣太過故腹滿又因土燥而制水太過故小便難也

(12)陽明之為病　能食為中風　不能食中寒

此節是言陽明中風之証當以能食不能食驗之因風性熱與陽明之燥同化風主開陽明亦主開其証為順故胃口開而能食也因寒性閉又為实邪與陽明之氣相反是為逆証故胃口不開而不能食也

(13)陽明若中寒　其不能食者　小便必不利　若手足濈然

此欲作固瘕　必大便初硬　後便溏無疑　此為胃中冷水穀不別也

此節是言陽明中寒不能食小便不利者因寒邪入於胃中阻遏其氣以致燥令不行故不能消化穀食分泌津液是以不能食小便不利且寒邪既盛陽氣必虛因脾胃之氣行於四肢陽氣既虛則津液外泄故手足濈然汗出也且寒邪閉実胃中燥氣不化大便必將閉固寒氣凝結故將欲作癥瘕也故先驗其大便必初硬而後溏此為胃中冷因寒氣阻遏胃氣以致燥氣不足消化水穀而分泌不清故也

(14)陽明病欲食　小便反不利　大便却自調　其人骨節疼翕翕如熱狀　奄然如發狂　濈然汗而解　水不勝穀氣與汗相共并　脉緊則愈矣

此節是言陽明中風邪氣不勝正氣因陽明病大便當難不欲食今反欲食大便自調可見陽明之穀氣自旺且陽明証應見發熱小便利及狂燥之証今反見小便不利骨節疼翕翕如熱狀奄然如狂此皆欲成未成陽明之証故仲師曰此水不勝穀氣即邪氣不勝正氣也邪既不勝正則邪正相搏而汗出且邪氣與汗相并而退矣脉緊則愈者因中風脉當緩今反見緊是脉勝病也故當病愈此仲

聖相對互勘之心法也凡讀仲聖書者其脉証方論皆當用此法以審辨之則其真諦自不難矣

(15)

陽明病欲解　從申至戌時　因其正氣旺　此理可易知

此節是言陽明病欲解當在申酉戌時何也因陽明是燥金主氣申酉戌時亦是燥金主氣因人身之氣與天時相合申酉戌即陽明金氣之旺令人身之陽明胃氣應之而亦旺其正氣既旺其邪氣必自退故病必解也

(16)

陽明之為病　雖不能食時　若誤攻其熱　必見噦無疑
胃中因虛冷　故不當攻之

此節是言陽明本屬燥熱之病今因病者胃中素虛冷亦

不宜攻其熱反宜溫之以補其虛則正氣復而熱自退也

（17）陽明病脉遲　食難用飽者　飽則見微煩　其人頭必眩　且見小便難　此欲作穀疸　雖經已下之　腹滿仍如故　其所以然者　因脉遲故也

此節是言陽明胃虛之証食難用飽飽則微煩頭眩小便難者因其脉遲遲則為虛陽明本屬陽脉今反見陰脉是陽氣虛故也陽氣既虛則胃不健運而消化穀食不利故食難用飽飽則見脹滿而微煩又因陽明之氣既虛而消化穀食之力不足則其穀氣上輸者既少上焦之陽氣亦因之而虛故頭眩也且胃陽既衰水土不化則下焦之陽

氣亦虛故小便難也此名為穀疸証又名黄疸雖已下之而腹滿如故者因胃氣已虛本不當下下之則犯虛虛之戒（医經云無虛虛無实实）故腹滿如故而病不解也

（18）陽明法多汗　今反無汗者　其身如虫行　在皮中狀者
此証以久虛　邪欝於表也

此節是言陽明病依法本多汗今反無汗者因胃氣久虛其邪在皮肉之間不能外泄故如虫行也因反無汗邪不能從汗出之故也

（19）陽明反無汗　如其小便利　二三日嘔咳　手足見厥者
必然苦頭痛　若不咳不嘔　手足不厥者　頭不痛無疑

此節言陽明病二三日其經氣已傳太陰之期因汗出時是陽明之表証今反無汗可知其非表証其邪已傳入太陰之裡邪正相搏故嘔而咳蓋太陰經屬脾肺脾氣不和故嘔肺氣不和故咳且太陰為濕土濕主降下而陽氣不得升故頭痛況脾主四肢今因濕邪相搏於內其陽氣不能散布於四肢故手足厥倘不嘔不咳為手足厥者是其邪未入裡其陽氣不致內鬱故頭不痛待其陽氣復而病自解也

(201)
陽明病頭眩　因其不惡寒　故能食而咳　其人必咽痛
如若不咳者　咽亦不痛也

此節亦承上節而言雖但頭眩不惡寒亦非表証因陽明之邪已傳入裡又因太陰之經氣皆出於咽喉故能食而咳咽中痛也倘邪不入裡則不咳不咽痛雖有頭眩之表証亦無碍矣

(21) 陽明病無汗　小便不利時　心中懊憹者　其身必發黃

此節是言陽明之氣鬱於中土故心中懊憹陽明之氣不下輸故小便不利且其氣不外泄故無汗而多必發黃也

(22) 陽明病被火　額上微汗出　小便不利者　必發黃是實

此節是言陽明証被火者是因医以火灸之或辛熱之葯妄投故陽明燥熱之氣鬱於中土因其燥氣欲上輸不能

故但頭汗出欲下達而不能故小便不利又因太陰濕土之氣不能外泄故身必發黃也

(23)陽明脉浮緊　其人必潮熱　而發作有時　但其脉浮者必見盜汗出

此節是承上兩節而言上兩節是陽明之邪鬱於裡欲外泄而不能此節是言陽明之氣不能通於裡故其邪在表故必潮熱發作有時且脉浮而緊者浮則為表緊則為熱是陽明熱邪鬱於表也若脉但見浮者陽明之氣祗鬱于表而不能與太陰之裡相通故盜汗出也

(24)陽明病口燥　但欲漱水時　不欲嚥下者　此必衄無疑

此節是言陽明病之輕者但欲漱水不欲嚥下是其熱氣
尚在表雖畧耗其津液尚未傷其經脉也但其經脉之血
旺時必發衄而病自解者也

(25)
陽明本汗出　更重發汗之　病已差微煩　若不了了著
其大便必硬　此因亡津液　口中必乾燥　故令大便硬
當問其小便　是幾日行之　若日三四行　今日再行之
大便當不久　因小便數少　津當還胃中　故知當不久
大便自行之

此節是言陽明病本汗出医者更重發汗其病雖差但微
煩不了了者因重發汗爍其津液故胃中燥熱其大便必

硬何以知之當問病人小便日行幾次如係若日三四行今日再行者其大便不久當自出矣因其小便數少而知其津液復還於胃中津液既還於胃當大便出而邪自解矣

(26) 傷寒素嘔多　有陽明証時　切不可妄攻　胃虛當忌之

此節是言病傷寒之人平素嘔多其胃氣既虛與陽明實熱不同故不可攻也

(27) 陽明之為病　心下硬滿者　切不可誤攻　如若妄攻之

利不止者死　利止者可愈

此節是言陽明之病心下硬滿是邪氣欝於膈間非從〔同〕胃

寒实之可攻如其氣屬虛寒攻之則利不止而死如其氣
屬熱攻之利當自止而病可愈也

(28)
陽明之為病　面合赤色者　切不可誤攻　攻之必發熱
其色且發黃　小便亦不利

此節是言陽明之邪鬱於肌表之間其燥熱之氣欲外泄
而不能故面合赤色而發熱也其濕熱之裡氣亦欲外泄
而不能故身必發黃也因陽明之裡是太陰濕土故色發
黃也且小便不利亦因太陰濕氣被陽明之燥氣阻遏其
津液不能下舒故也

(八)
調胃承氣湯方　大黃四兩去皮酒洗　甘草二兩炙　芒硝半斤

(29)
陽明之為病　如不吐不下　若心見煩者　調胃湯治之

此節是言陽明可攻之証未經吐下者其腸胃之氣未衰且其热邪過盛，胃氣因之不和故心煩宜用調胃承氣湯治之

(2) 大承氣湯方

(30)
陽明病脉遲　雖然汗自出　若不悪寒者　其人身必重
短氣且腹滿　喘而潮热者　此為外欲解　可攻其裡也
其手足濈然　而汗自出者　此大便硬也　大承氣主之
若其人汗出　微發热悪寒　是外未解也　其热不潮者
承氣未可與　若腹大滿時　大便不通者　小承氣治之

微和其胃氣　勿令大泄之

大黄四两酒洗　厚朴半斤炙去皮　枳实五枚炙　芒硝三合

右四味以水一斗先煮二物枳朴取五升去滓納大黄煮取二升納芒硝更上火微煮一两沸分温再服得下餘勿服

（歌）大承氣湯硝大黄　陽明热甚用之良　身重短氣喘腹滿
枳朴同施下特長

（3）小承氣湯

大黄四两　厚朴二两炙去皮　枳实三枚大者炙

右三味以水四升煮取一升二合去滓分温二服初復湯當更衣不爾者盡飲之若更衣者勿服之

(歌)小承氣湯枳朴黄　大便熱結下之當　微和胃氣勿大泄

治腹大滿此為良

此節亦是言陽明可攻之証如汗出不悪寒脉遲等証其脉遲汗出不悪寒因遲為陰脉汗出不悪寒是表已解今身重短氣氣腹滿而喘皆是裡熱之証因潮熱已知其熱結在裡故當用大承氣湯攻之若汗出微發熱悪寒者是外未解也时因熱不潮病非在裡故不當與承氣湯攻之也若腹大滿痛大便不通者是熱欝於裡胃氣不和當用小承氣湯微和其胃氣勿令其大泄下而病自解也

以上皆言三承氣湯可攻之証蓋湯名承氣者承是順受

不逆之謂也氣是陽氣也因胃中之氣承受君火之下傷而行其燥金之令而消化穀食故人生化之机全賴之也但其陽氣和則病可解陽氣亢則病必劇今病陽明燥氣亢盛祇可順承其氣導之下泄以和之不宜尅伐大過故以承氣名之也方中用枳朴味辛降氣之葯以導胃中之陽氣下行大黄之苦寒以瀉胃中之实热芒硝之鹹寒以瀉大腸之实热故名大承氣湯也

小承氣湯者只因胃中之实熱内鬱陽氣不甚亢盛而病較輕故不用芒硝之鹹寒以過傷其腸胃祇下其热以和胃氣勿使過泄以傷其中氣也

(31)

陽明病潮熱　大便微硬者　宜大承氣湯　不硬不與之
不便六七日　恐有燥屎時　欲知之之法　小承氣與之
湯入轉失氣　有燥屎可知　此乃可以攻　不轉失氣者
初頭硬後溏　切不可攻之　攻之必腹滿　故不能食也
若欲飲水者　與水則必噦　其後發熱者　必大便復硬
且大便必少　小承氣和之　倘不轉失氣　慎不可攻之

此節是承上節而言陽明証可攻與不可攻之法如陽明燥盛亢热是胃氣实有燥屎乃可攻之如尚有疑必先與小承氣湯試之必轉失氣即是後陰肛門泄出之氣名放屁也方知其有燥屎乃可攻之若不轉失氣者是腸胃之

熱邪未劇慎不可攻之若病不劇者可與小承氣湯和之可也

夫實則譫語　虛則必鄭聲　鄭声重語也　直視而譫語·喘滿者必死　下利者亦死

此是言陽明必死之証医者當細心体會審慎施方以免成此劇証倘能及早施治或可挽救於萬一也

（32）陽明發汗多　若重發汗者　是亡其陽也　譫語脉短死　脉自和不死

此節亦是言陽明之脉可驗其証之死與不死譫語脉短者因重發其汗以致津液耗竭亡其陽氣故血脉短少可

知其人必死也　若脉自和者是其陽氣未亡血脉尚未

大損雖有譫語其人必不死病尚可治也

（33）

傷寒吐下後　其病不解者　不便五六日　上至十餘日

日晡發潮熱　其人不惡寒　獨語如見鬼　病若太劇者

發則不識人　循衣而摸床　惕惕而不安　微喘而直視

若脉弦者生　如脉濇者死　微者但發熱　且有譫語者

大承氣主之　若一服已利　止後服當知

上節是言亡陽譫語此節是言亡陰譫語因吐下之後病不解不惡寒已知其邪已入裡熱邪焦灼且經吐下之後津液已經枯竭故曰亡陰津液既涸燥屎內結故久不大

便獨語如見鬼狀者因燥氣上炎上干心肺神志昏聵故自言自語如見鬼狀如病劇者發則不能認識熟人循衣摸床惕惕恐怖不安之狀微喘直視可知其心胃之陰液俱亡已至神明失主血脈不生故斷其脈濇必死也若脈弦者血脈雖虛尚未枯竭但發熱而譫語者其陰雖微當急下之尚還可救宜用大承氣湯治之若一服已和不必再服可也

(34)陽明病多汗 因津液外出 胃中燥故也 其大便必硬 硬則發譫語 小承氣主之 一服譫語止 不再復服之

此節亦是陽明症已亡津液病稍輕者而以小承氣湯治

之

(35) 陽明病譫語　而且發潮熱　若見脉滑者　小承氣主之
與此湯一升　腹中轉失氣　復更服一升　若不轉失氣
切勿更與之　明日不大便　脉反微澀者　此乃裡虛也
為難治之症　勿更與此湯

此節亦是言承氣湯之証必須胃实有燥屎者方可用之胃虛無燥屎者切勿用也欲驗有燥屎與否必須與小承氣湯一升使病者服之有轉失氣者可知其有燥屎也乃可再服此湯如無轉失氣者是無燥屎不可與此湯慎之慎之

（36）

陽明之為病　有潮热譫語　反不能食者　因胃有燥屎

若其能食者　但大便硬爾　大承氣主之

此節亦是言陽明病驗其有燥屎之証須以其能食不能食驗之

如有潮热而有譫語不能食者其胃中必有燥屎故用大承氣主之如能食者雖無燥屎但大便硬爾亦可用此湯治之

（37）

陽明病下血　其人譫語者　此热入血室　但頭汗出者

當刺期門穴　隨其实泄之　濈然汗出愈

此節是言陽明下血譫語之証乃热入血室因肝实全不

制木所致當刺期門穴以泄之必濈出而愈

(38) 汗出譫語者　有燥屎在胃　此乃為風也　必須葯下之
過經乃可下　下之若過早　定必語言乱　是表虛裡实
當下之則愈　宜大承氣湯

此節是言陽明病汗出譫語胃中有燥屎此為肝經風热所制化待其邪過經入裡乃可下之如邪未過經入裡下之若早語言必乱因表虛裡实故也亦宜大承氣湯下之則愈

(39) 傷寒四五日　脉沈而喘滿　沈則為在裡　而反發其汗
津液因越出　故大便為難　若表虛裡实　久則必譫語

此節乃言陽明傷寒四五日其經氣傳入裡故脈沈而喘滿脈沈為在裡而反發其汗而津液必隨汗出而耗損津液既涸大便為難此亦表虛裡实所致胃熱久鬱故必譫語也

（40）

三陽合病者　腹滿身必重　且難以轉側　口不仁面垢　譫語而遺尿　發汗則譫語　如用藥下之　頭上必生汗　手足且逆冷　若自汗出者　白虎湯主之

此節是言三陽合病而譫語者若經汗下傷其津液胃中乾燥亦必譫語當以白虎湯之甘寒生津以滋胃中之燥而病自解也

（41）若二陽併病　太陽証已罷　但其發潮熱　手足漐漐汗
且見大便難　其人譫語者　下之則必愈　宜大承氣湯

此節是言二陽併病而譫語者因手足漐漐汗出傷其津液而胃中乾燥故大便難必有燥屎也宜用大承氣湯下之

（42）陽明經之病　脉浮而且緊　咽乾而口苦　其腹滿而喘
發熱而汗出　其人不惡寒　而反見惡熱　其身必見重
若發汗則燥　其心憒憒然　而且反譫語　若誤加燒針
心必見怵惕　煩燥不得眠　如若誤下之　則胃中空虛
客氣必動膈　心中覺懊憹　舌上有胎者　梔豉湯主之

此節是言陽明証乃是半表半裡之病不可誤發其汗若誤加燒針或誤施攻下之葯則胃中空虛客氣乘虛而上冲膈膜干動於心故心中見懊憹之狀因客熱干於心舌為心之苗故舌上見有胎也當用梔子豉湯治之且梔子能清客熱而降心火淡豆豉能和腎氣使腎氣上交於心水火相濟而病自愈矣（梔子豉湯見太陽篇）

(43)

若渴欲飲水　口乾舌燥者　宜用白虎湯　加人参治之

此節承上節而言陽明之証若誤汗或燒針或誤下耗其津液則胃中空虛客熱焦灼則口乾舌燥渴欲飲水故當用人参加白虎湯治之方中用人参以生其津液大補元

氣用白虎湯之甘寒以清腸胃之客热以生津液故口乾
舌燥之病可除也

（4）猪苓湯方

若脉浮發热　且渴欲飲水　小便不利者　猪苓湯主之

猪苓去皮　茯苓　阿膠　滑石　澤瀉各一兩

右五味以水四升先煮四味取二升去滓納下阿膠烊消
溫服七合日三服

（歌）猪苓湯茯澤滑膠　陽明發热脉見浮　小便不利渴飲水
滋陰清热利水流

此節亦是承上節而言陽明症若脉浮發熱雖渴欲飲水

小便不利其人未經汗下燒針胃中津液尚未耗竭証狀尚輕宜用豬苓湯以主之湯中用滑石之甘寒以降火潤燥佐以阿膠更能滋陰血以生津液而熄風火且茯苓豬苓澤瀉能補氣通竅利水之品故能除胃中之客热而小便自和也

(44) 陽明經之病 汗出多口渴 勿與豬苓湯 因汗出胃燥
豬苓湯利水 恐傷陰液也

此節是言陽明病汗出既多傷其津液雖有口渴不宜用豬苓湯利水之葯復耗其津液也

(45) 若脉浮而遲 是表热裡寒 下利清穀者 四逆湯主之

此節是言陽明之証脉浮而遲是表热裡寒自下利清穀不當顧表急當救裡以四逆湯主之

(46) 若脉浮發热　口乾而鼻燥　其人能食者　則發衄無疑

此節是言陽明病若脉浮發热但因其热邪干於経脉故口乾鼻燥如其人能食者則發衄

(47) 陽明若下之　其外表有热　而且手足溫　不作結胸証
心中但懊憹　飢而不能食　但頭汗出者　梔豉湯主之

此節是言陽明病因誤下之後其外之热邪未退故手足溫其胃中之正氣已虛故飢不能食而不作結胸者是其邪不結于胸膈之間而上昇於頭故頭汗出而且干動少

陰君火故心中懊憹也是以梔豉湯主之以清其熱邪而
降其心火可也

(48)陽明發潮熱　其人大便溏　而小便自可　胸脇滿不去
小柴胡主之

此節是言陽明發潮熱之証因其熱發作有時故謂之潮
熱其大便溏小便自利者是其邪不在於胃中與下焦而
閉於胸脇之間故當用小柴胡湯使其樞轉而病自愈矣

(49)陽明經之病　脇下見硬滿　不大便而嘔　舌上白胎者
可與小柴湯　此上焦得通　而津液得下　其胃氣因和
其身必濈然　汗出病愈也

此亦來上節而言陽明邪热　於胃脇之間故脇下見硬滿不大便而嘔而舌上白胎者是裡热之表現也故當以小柴胡湯治之方中用柴芩清其胃脇之热邪京夏以解上焦之鬱而降其嘔逆人參棗甘草以生其津液而補其胃氣而大便自調矣此即所謂上焦得通津液得下胃氣因和而身必濈然汗出病愈也

（50）

陽明中風証　脉弦而浮大　短氣腹都滿　鼻乾不得汗
其人且嗜卧　一身面目黃　潮热小便難　且時時見噦
耳前後皆腫　刺之當少差　而外尚未解　病過十日間
脉續見浮者　與小柴胡湯　若脉但見浮　而無餘証者

既與麻黄湯　若不得小便　腹滿加噦者　此為不治也

此節是言陽明中風雜見三陽之脈証因脈浮為太陽脈弦為少陽脈大為陽明本脈又因鼻乾不得汗是雜太陽之表証耳前後皆腫是雜少陽之証因少陽之脈行於耳前後故也至於短氣腹都滿是因胃氣虛為邪熱相協是也且潮熱見噦身面目黄小便難嗜卧等症皆陽明本病因陽明之　邪欝於内而不得外出須藉太陽之開少陽之樞然後邪可退也故宜先取足陽明之經脈隨其實而刺之病雖少差而外尚未解又當以小柴胡湯治之使其從少陽之樞以轉之若脈但見浮而無少陽之餘証者又

當與麻黃湯使其邪從太陽之開以出之若不得小便腹滿加噦者因邪氣不退病反加劇故知其為不治也

蜜煎湯方與猪胆汁方

(51)

陽明經之病　如自汗出者　若再發其汗　小便自利者

此經液内竭　若大便雖硬　亦不可攻之　如欲其大便

蜜煎導通之　若用土瓜根　與大猪胆汁　皆可以導之

(5) 蜜煎導方

蜜七合一味納銅器中微火煎之稍凝似飴狀攪之勿令焦著欲作丸併手捻作梃令頭鋭大如指長二寸許當熱時急作冷則硬以納穀道中以手急抱欲大便時乃去之

(6)猪胆汁方

大猪胆一枚瀉汁和醋少許以灌穀道中如一食頃當大便出

此節是言津液內竭便雖硬而不宜攻取蜜之甘潤導大腸之下行若熱結於下取猪為水畜以制火胆為甲木以制土引以苦酒之酸收先收而後放其力始大其宿食等有形之物一下而無形之熱亦蕩滌無餘矣(按内台方云將蜜于銅器內微火煎之稍凝似飴狀攪之勿令焦滴水之少頃欲大便乃去之

又猪胆汁方以猪胆汁二枚以小竹管插入胆口留一截

用油潤內入穀道中以手將胆捻之其汁自內出一食頃
當大便下又用土瓜根削如指狀蘸猪胆汁納入穀道中
亦可用

（52）陽明病脉遲　汗出因過多　微見惡寒者　是表未解也
宜用桂枝湯

此節是言陽明証脉遲陽明脉本大今反見遲者是表虛
因汗出過多故也陽明本不惡寒今反見微惡寒可知其
因汗出多而肌腠之氣亦虛也故宜用桂枝湯啜弱法取
微汗和其肌腠則愈

（53）陽明病脉浮　無汗而喘者　發其汗則愈　宜用麻黃湯

此節亦是承上節而言上節是言陽明病兼見太陽表虚
之脉証當用桂枝湯以解之此節是言陽明病兼見太陽
表実之脉証故用麻黄湯以解之因脉浮無汗而喘皆是
太陽表実之脉証今雖屬于陽明而無頭痛項強之証亦
可用之者因其脉浮無汗故當用此湯發汗使其邪從皮
膚間而出也

（ヲ）茵陳蒿湯方

（54）

陽明病發熱　而且汗出者　此是為熱越　不能發黄色
但見頭汗出　而身却無汗　汗劑頸而還　若小便不利
渴引水漿者　此瘀熱在裡　其身必發黄　茵陳湯主之

茵陳蒿六兩　梔子十四枚　大黄二兩去皮

右三味以水一斗先煮茵陳減六升納二味煮取三升去滓分温三服小便當利尿如皂角汁色正赤一宿腹減黄從小便去也

(歌)茵陳蒿湯梔大黄　周身發黄治最當　小便不利渴飲水　但頭汗出是良方

此節是言陽明証有身發黄不發黄之別若身不發黄者其証必見發熱汗出多因其熱邪不鬱于裡而越於皮膚之間故能身不發黄也若其証但見頭汗出身無汗劑頸而還更兼小便不利渴欲飲水者此為瘀熱在裡而不能外越故身

必發黃也宜用茵陳蒿湯治之此湯用茵陳蒿之辛香以開發脾胃濕热之邪大黃梔子以除腸胃之熱邪故其濕热當從小便而去則色黃自退矣

陽明經之証　其人善忘者　內必有蓄血　其所以然者
本有久瘀血　故令其善忘　屎硬而色黑　大便反易出
抵當湯下之

此節亦承上節而言上節是言陽明热邪鬱於氣分故當導其热邪從小便出此節是言热邪鬱于血分故當導其热邪從大便而下其人善忘者因心主血脉其热邪既鬱於血脈其心神必不寧而不能記憶故善忘也且热邪既

經內欝其血脉必不流利而有蓄血又有瘀血久積於內
其大便必硬而色黑雖其大便易出仍當用抵當湯以下
其瘀血其病乃愈也

(56)

陽明病下之　心懊憹而煩　胃中有燥屎　可攻而下之
若腹微滿者　其屎初頭硬　其屎後必溏　不可誤攻之
若有燥屎者　宜大承氣湯

此節是言陽明病雖誤下後津液耗之故心中懊憹而煩
其胃尚有燥屎者乃可攻之宜用大承氣湯以下其燥屎
自愈若腹微滿其屎初硬後溏此非有燥屎也不可誤攻

（57）病人不大便　已經五六日　必繞臍而痛　其人煩而燥
發作有時者　此必有燥屎　故久不大便

此節亦承上節而言有燥屎之証亦可以用大承氣湯攻之也

（58）病人見煩熱　若汗出則解　又証如瘧狀　日晡所發熱
屬陽明病也　脉实宜下之　若脉浮虛者　則宜發汗之
下用大承氣　汗宜桂枝湯

此節是言陽明病熱邪在表者其脉必見浮虛須使汗出而解故用桂枝湯如其熱邪在裡者其病必如瘧疾狀日晡所發熱但其脉实者此乃陽明实熱証也故當用大承

氣湯攻之

(59)病經大下後　既已六七日　其人不大便、心煩仍不解
腹見滿痛者　此有燥屎也　因內有宿食　宜大承氣湯
此節亦是言陽明有燥屎可攻之証　雖病人既經用葯大
下之後六七日其大便尚未得出心煩之病仍不解腹見
滿痛者可知其內有宿食燥屎不得出無疑矣亦宜用大
承氣湯下之

(60)病小便不利　其人之大便　時乍難乍易　或時有微熱
喘冒不能卧　此是有燥屎　宜大承氣湯
(補曰)解大便乍難乍易甚精喘冒者氣喘鬱冒頭暈痛也

此節亦是言燥屎之証不必大便难方是有燥屎即大便
乍難乍易亦是有燥屎也因病人小便不利津液還入胃
中雖有燥屎其屎得其津液之灌輸者有時易出故曰乍
易其屎不得津液之灌輸者則大便难出故曰乍难又因
小便不利热邪不能下泄而反欲上昇故時有微热氣喘
而頭眩冒不能卧也可知其中尚有燥屎故仍以大承氣
湯下之也
以上數節皆是言陽明有燥屎之証各盡其変可見仲師
再三叮嚀細心謹慎不可妄用承氣湯也
（8）
吴茱萸湯方

(61) 食穀欲嘔者　乃屬陽明也　與吳朱萸湯　得湯反劇者
屬上焦病也
吳朱萸一升酒洗　人參三两　生姜六两切　大棗十二枚擘
右四味以水七升煮取二升去滓温服七合日三服
(歌) 吳朱萸湯參棗姜　食穀欲嘔治為良　太陰虛寒下焦証
亦用此湯有特長
此節亦承上節而言上節是有燥屎乃胃中实热之証此
節是言無燥屎是胃中虛熱之証食穀欲嘔者是因胃氣
虛熱邪充斥故胃口不開食穀不能入胃而反作嘔也若
與吳朱萸湯是治下焦虛寒之証非治胃中虛热之証也

故服此湯病反見劇者可知其病在上焦陽明之虛熱非
病在下焦太陰之虛寒也

(62)
本太陽之病　脉寸緩關浮　且兼尺脉弱　發熱而汗出
而復見惡寒　若其人不嘔　但心下痞者　此因誤下之
如其不下者　病人不惡寒　而且口渴者　此轉屬陽明
若小便數者　其大便必硬　其人不更衣　十日無所苦
若渴欲飲水　宜少少與之　以法而救之　渴宜五苓散

此節是言本為太陽証脉証而轉屬陽明之証者因其人
反不惡寒而口渴者以辨別之也且陽明証若小便數者
其大便必硬其人不更衣十日無所苦者非有燥屎不可

與承氣湯也此証因小便數膀胱之水氣不化不能灌輸於腸胃以至津液缺乏故大便硬雖十日不更衣無所苦但渴者是因水津不能散布與胃家实之喘滿潮热之証不同也故宜用五苓散而助太陰脾土之氣以化膀胱之水氣使水津四布則渴止而便自調矣又因其人脉浮緩而弱是中風脉其人發热汗出復悪寒是中風証又不嘔則胃中無病而但見心下痞是痞不在胃中乃在膈膜中即太陽篇之瀉心証也此因是風証當用桂枝湯而反下之太早邪陷於胸膈所致不得以其痞滿而誤認為陽明胃家之实也如其不因下而痞滿又不悪寒則無太陽之

風証且但口渴現出陽明之燥証此乃轉屬陽明胃中之実熱矣此為上段是辨與膈致痞各異也下段又是為太便硬致辨言陽明大腸燥熱因大便硬而亦有不関大腸之燥者蓋凡膀胱中小便數水行太多無復灌溉腸中則大便必硬頗似大腸燥結之証但大腸燥結久不更衣必有潮熱滿急之苦矣今係膀胱中小便數水去多以致便硬雖不更衣至十日之久而亦無潮熱滿急等苦矣水不留則津液不升渴欲飲水者宜少少與之此但當以膀胱化氣法救之有如渴者氣不化津也宜五苓散化氣化水以升津液則自然更衣幸勿誤用承氣等法此為下段是

辨大腸與膀胱致硬不同也

(63)

其人脉陽微　而汗出少者　陰陽自和也　如汗出多者
爲陽太過也　若陽脉見实　医因發其汗　而汗出多者
亦是太過也　若陽氣太過　是陽奪於裡　此亡其津液
大便因硬也

此節亦承上節而言上節是因小便數膀胱之水不化氣故用五苓散化膀胱之氣生津液此節是言汗出多陰液已虛陽氣過盛亡其津液故大便硬也脉陽微者已知其陰液不虧且汗出少故曰陰陽自和也汗出多者因亡其陰液故陽太過也陰液既亡陽氣獨亢故曰陽絶於裡也

又因津液耗乏故大便硬也若陽脉見实則陰液必虚医反誤下重亡其津液是曰陽絕於裡也

(64)

若脉浮而芤　是浮為亢陽　芤則為孤陰　而浮芤相搏則胃氣生熱　其陽則絕也

此節亦承上節而言陽明之脉陽絕於裡之証因脉浮而知其陽亢因脉芤而知其陰孤因芤是中空之象陰液虚之狀也浮芤相搏者是言亢陽與孤陰不相和也陰液既虧則陽氣必亢故胃氣生熱其陽則絕也

(9) 麻仁丸方

(64)

趺陽脉浮澀　浮則胃氣強　澀則小便數　而浮澀相搏

其大便則難　其脾則為約　麻仁丸主之

麻子仁二升 芍藥半斤 枳实半斤炙 大黄一斤去皮 厚朴一斤炙去皮 杏仁一升去皮尖研作脂

右六味煉蜜為丸桐子大每服十丸日三服漸加以知為度

（歌）麻仁丸芍枳朴黄　大便难者加杏當　趺陽浮澀小便數

脾約能寬此最良

此節亦是言陽明之脉証蓋趺陽乃陽明胃經之脉陽明之証理當診之其脉浮而澀浮則為陽氣强盛澀則為小便數因陽氣强其胃中必乾燥脾氣因之而約故大便難也可用麻仁丸治之　方中所用麻仁因脂肪多能潤腸胃

之燥用大黄之苦寒以清腸胃之熱芍藥之滋陰滲泄杏仁之開竅降氣且佐以枳朴順氣之藥使脾不約而大便不難病自愈矣

(65)

太陽病三日　發汗而不解　蒸蒸發熱者　此屬於胃也

調胃湯主之

此節是言太陽病三日因以藥發其汗而病不解而且蒸蒸發熱者是太陽之邪不能外出而轉入於胃中與胃氣相搏故曰此屬於胃也當以調胃承氣湯和其胃則愈

太陽經之病　若吐若下之　或經發其汗　其人必微煩

而且小便數　大便因硬者　小承氣主之

此節亦是言太陽証汗吐下三者　如誤用之其邪氣不得外解必陷於胃中邪熱相搏耗其津液故微煩而大便硬故當用小承氣湯治之　又此節與上節皆是言太陽病之証倘經汗吐下三者其病不解其邪皆當轉屬陽明也

(67)得病二三日　若其人脉弱　無太陽之証　且無柴胡証
煩燥心下硬　倘至四五日　其人雖能食　以小承氣湯
少與微和之　而令其小安　若越至六日　與承氣一升
如若不大便　已經六七日　而小便少者　雖其不能食
大便初頭硬　其屎後必溏　未定成硬時　攻之屎必溏
必須小便利　其屎必定硬　乃可以攻之　宜大承氣湯

此節是言陽明自病之証非太陽柴胡轉屬之証其人反見脈弱煩燥心下硬者雖其人能食仍當以小承氣湯少少與微和之令其小安此第一段也　越至六日與小承氣湯當審其大便成硬時方可攻之此第二段也　若不大便六七日亦不可攻之仍當審其大便成硬乃可與大承氣湯攻之此第三段也學者須逐段細究不可以忽畧之也

(68) 傷寒六七日　目中不了了　而且睛不和　此無表裡証但覺大便難　身有微热者　此爲胃实也　須當急下之宜大承氣湯

此節是言傷寒六七日經氣復還陽明本經之期目不了了睛不和其人無表裡証者是因陽明之燥氣由腸胃循膜網上升至腦連及於目皆陽明本經之脈故其目視人不甚明了且其睛晦暗而不灵活身有微熱大便难者是胃中之燥氣已經充实其燥氣佈於周身而身有微熱况燥氣内結而大便难也其人雖無表裡之証而燥氣充实于胃中故當以大承氣湯急下之也

(69)陽明病發熱　如汗出多者　必當急下之　宜大承氣湯

此節是言陽明証發熱過甚汗出過多者因陽明之燥氣過烈加之外邪太重故有此劇烈之証且汗出既多則陰

液耗竭亢陽益烈故當急用大承氣湯攻之以平其亢陽之热以救其陰液故不可緩也

（70）發汗病不解　其人腹滿痛　亦當急下之　宜大承氣湯

此節是言陽明病既經用葯而發其汗而病仍不解而見腹滿痛者因其邪已入裡不能從汗而解邪热與燥氣相搏故腹中滿痛也此亦胃実之証故當用大承氣湯急下之也

（71）陽明經之病　若腹滿不减　偶减不足言　必當下之也　宜大承氣湯

此節與上節皆言陽明當下之証有緩急之分上二節因

汗出多即亡陰腹滿痛劇者必致斃命皆是劇烈之症故當急下也此節是言腹滿不減偶減不足言者可知其腹常滿也是熱邪充实于胃中其証比前雖畧輕亦當用大承氣湯下之故不言急下之于此可見仲聖之字字皆法也

(72)

陽明與少陽　兩相合病者　其人必下利　其脉不負者
其証為甚也　脉負者失也　而相互尅賊　故有勝負也
脉滑而數者　是有宿食也　亦必當下之　宜大承氣湯

此節是言陽明與少陽合病因少陽屬木陽明屬金金盛則尅木若陽明燥金之氣太盛必尅伐少陽令少陽之氣

亦盛其氣互相尅伐而兼賊不分勝負故曰不負也金燥木熱兩氣皆盛互相搏擊故其人下利其証更甚也若脉滑而數者是有宿食也當用大承氣湯下之以攻其燥金使木氣不受尅而氣自和也

（73）

若無表裡証　發熱七八日　雖脉浮數者　可斟酌下之
假令葯下之　其脉數不解　若其熱相合　必消穀善飢
若至六七日　如不大便者　是有瘀血也　宜用抵當湯
若脉數不解　反下利不止　必協熱於胃　故便膿血也

此節是言陽明証發熱七八日是陽明之經氣已經來復而不傳他經故無表裡証雖見本經之發熱若脉浮而數

者浮則爲陽數則爲熱因陽熱太盛故當斟酌下之　假令藥下之其脉數不解是燥熱相合于腸胃而消化穀食過甚故善飢也若至六七日而不大便是因熱邪下干於胞室故有瘀血也宜與抵當湯若脉數仍不解反下利不止必協熱於腸胃故便膿血也

(34)傷寒發汗已　身目發黃色　其所以然者　因寒濕在裡邪不解故也　此爲不可下　當於寒濕中　求其法治之

此節是言傷寒之証發汗之後身目皆發黃色此是寒邪入於陽明之裡以太陰濕土寒濕相乘故其人身和眼目皆現土黃之本色也　此証與陽明熱鬱者不同故不可

下之應當於太陰濕土中求其驅寒燥濕之法以治之不同前數節之可攻下也

傷寒七八日　身黃如橘色　且小便不利　腹見微滿者茵陳湯主之

此節是承上節而言上節是寒濕鬱於裡故身目發黃色此節是言濕熱鬱於裡故身黃如橘子色乃因小便不利腹微滿而知其陽明之熱邪鬱于裡與太陰脾土之濕氣相協而不得外出故身黃如橘子色也此俗名黃疸症有陰黃陽黃之名即寒熱之辨也宜用茵陳蒿湯主之以去脾胃中之濕熱可也

梔子柏皮湯方

身黃發熱者　身黃發熱色　梔柏湯主之

梔子十五個擘　甘草一兩炙　黃蘗二兩

右三味以水四升煮取一升半去滓分溫再服

（歌）梔柏湯中炙甘草　身黃發熱治宜早　陽明熱鬱太陰脾
清熱退黃此最寶

此節是言傷寒發熱身黃是陽明之熱邪鬱於表與上節之熱邪鬱於裡不同故其證衹見身黃發熱而無裡證當用梔子柏皮湯治之

湯中用梔子黃柏取其色黃味苦性寒蓋苦能燥色寒能

清热用柏皮者是因其热邪郁於皮膚之外以退其色黄之証也且用甘草以和其胃氣則病自愈矣

麻黄連翹赤小豆湯方

陽明傷寒病　瘀热在裡者　其身必發黄　麻黄連翹湯合赤豆主之

麻黄二两去節　赤小豆一两　連翹二两　杏仁四十個去皮尖　大棗十二枚擘　生梓白皮一两　生姜二两　甘草二两炙

右八味以潦水一斗先煮麻黄再沸去上沫納諸藥煮取三升分温三服

（歌）麻黄連翹小豆湯　瘀热在裡身發黄
梓皮杏仁棗姜草

導熱外泄是良方

此節是言傷寒病表雖已解尚有瘀熱在肌腠之裡與上節热在膚表不同因膚表是氣行之所肌腠是血行之所血傷於热故曰瘀热在裡也且陽明之裡即太陰脾脾主肌肉脾屬土色黄因傷於热故身發黄當用麻黄連翹赤小豆湯主之

方中用麻黄杏仁以開其毛竅導瘀热從肌腠達膚表以外泄連翹赤小豆梓白皮皆能清血中之热乃消瘀解毒之品況羌棗艸皆補益脾胃宣氣利濕之品使胃氣和而瘀热自能外達而解矣

少陽經論

少陽者一陽初生之象也蓋陰陽之理陰極則陽生故少陽之經乃由陰出陽之初步故其前為陽明後為太陰也陽為表陰為裡其位居於半表半裡之間其証則見寒熱往來因其邪欲出於表與陽爭必發熱其邪欲入於裡與陰爭必惡寒因陽氣熱而陰氣寒故也內經云少陽之上相火治之是其病在火也蓋木旺則生火木槁則反被火焚也火性炎上少陽之經氣既為火邪所協則火益亢而上炎其氣從口舌上故口苦咽乾也目眩者因少陽胆經與厥陰肝經相為表裡同屬於木少陽主火厥陰主風火炎則風生木被風所搖必旋轉而動蕩且肝開

竅于目故見目眩也於此益見少陽之提綱仲聖所論甚精也況内經云少陽主樞樞者户樞也是其經在陰陽交界之中如門户之可開可合是言少陽之經氣或開或合左右合宜也故柴胡湯用和解之法以調和其陰陽如户樞之左右咸宜此仲聖制方之精義也且人身中之連網膜油謂之三焦亦屬之少陽經蓋三焦生於腎系連膀胱系於大小腸循胃上口出肋膈間連於心肺且通於肌肉中之腠理腠理者即肥瘦肉夾縫中之連網膜也故少陽之受邪多從此而入蓋三焦之膜油與五臟六腑皆相連貫其經氣亦互相通故其証不專見於少陽而且散見於

谷經也

辨少陽脉証

附少陽方

（一）少陽之為病 其人覺目眩 口苦咽乾也

此節是少陽病之提綱少陽者一陽初生之謂也於卦為震於天干為甲乙在天為風在氣為相火在人身為胆為三焦蓋三焦者乃腎氣中之網膜與肝胆相通其氣行於半表半裡之間故少陽為半表半裡之証也且火主上炎故其相火之氣上走於胸竅又苦能化火故見口苦咽乾之証也又經云諸風掉眩風吹木動之象因少陽之脉上通於網膜之間故見目眩之証也且口咽目諸証非表亦

非裡乃半表半裡之証也故與太陽之表証陽明之裡証不同況太陽主開陽明主闔而少陽則主樞轉也故不可用解表吐下之葯而宜用和解轉樞之葯也

(2) 少陽中風病　兩耳無所聞　其人必目赤　胸中滿而煩
不可吐於下　如若誤吐下　則悸而且驚

此節是言少陽中風証蓋風為陽為熱與少陽相火之氣上走於胸竅故目赤耳聾也且少陽之氣從脊系之網膜上行於心胸之間故其病胸中滿而煩也且胸中滿句最為關鍵處胸前有膈膈膜上循腔子為胸中此膈膜達於心包而附近胃中邪在膈膜中故胸中滿上僭入心包故

心煩此在膜中不在胃中故不在吐下若吐下傷胃之陽則膀胱水氣上陵而悸傷胃之陰則心包之火飛越而驚也

（3）

傷寒脉弦細　頭痛發熱者　其病屬少陽　少陽勿發汗發汗則譫語　此屬於胃也　胃和病自愈　如胃氣不和則心煩而悸

此節是言少陽傷寒病其人脉弦細者因弦為少陽本經之脉寒氣主收故細也且頭痛發熱者因其寒邪之氣干動相火而上炎故頭痛而發熱也　但少陽之証切不可發汗發汗則胃不和而譫語因寒邪入於胃中傷其陽

氣則燥火上炎因少陽三焦之網膜從胃口上達於胸膈而通於心包故心煩也且邪氣既干於心則神明必亂又胃開竅於口故發譫語也譫語者語無倫次之謂也況寒邪傷於胃陰必合水氣以上凌於心故見悸也　上二節無論中風傷寒凡屬少陽之証皆不可用汗吐下之三法也

（4）太陽病不解　轉入少陽者　兩脇下硬滿　乾嘔不能食而往來寒熱　尚未經吐下　其脉沈緊者　與小柴胡湯

此節是言太陽轉屬少陽之証因太陽之証尚未解而兩脇下峻滿口乾不能食往來寒熱者此皆屬少陽之証也

又因少陽三焦之綱膜從胃口上達於胸膈而連及兩脇其邪氣干動於相火故兩脇下硬滿口乾胃不能飲食也且其寒熱之氣相搏時勝時敗故往來寒熱也其脉沈緊者沈則為邪陷於裡緊則為邪迫而外出因少陽之脉氣在於半表半裡故現此脉象也故是以用小柴胡湯治之蓋柴胡能升發使其邪從外出黃芩其形如綱膜且能清裡熱佐以夏草羗棗和其胃氣故能使其半表半裡之邪與胃氣相和而其病自解也

（5）若已汗吐下　犯二禁之外　又加犯溫針　犯一必譫語
柴胡証雖罷　此為壞病也　當知犯何逆　乃以法治之

此節是言少陽証若犯汗吐下三法之禁又加犯燒針之誤無論全犯與否若犯其一則必傷其心胃之氣神明內亂故發譫語也雖柴胡証已經罷除而祇發譫語此亦為壞病也當知其係何經之逆証而依其經之法以治之

（6）

若三陽合病　其人脉浮大　見於上關上　但其欲眠睡目合則汗出

此節是言三陽合病診其人之脉浮大見於上關之上屬於三陽証之部位也知此則與下關之下屬於三陰証之部位其意義相同關者即寸口脉之寸關尺關中之部位分上下以診之也　但其欲眠睡目合則汗出者因其邪

擾於陽而不安而陰則無所擾因人之睡眠屬陰故但欲睡眠也且人合目亦屬陰而陰液不得陽氣所攝故汗出也又脉浮大者浮則為太陽本脉大則為陽明本脉弦則為少陽本脉此節雖不言弦者因弦為本經應有之脉故不待言其中必有弦之脉象也學者當會意焉

(7)傷寒六七日　其身無大熱　病人煩躁者　此陽去入陰

此節是承上節而言三陽証已罷其人身無大熱者可知其陽証已去且其人煩躁者是裡証之表現也故曰陽去入陰也

(8)傷寒病三日　三陽經氣盡　三陰當受邪　反能食不嘔

三陰不受邪　不傳經可知

此節亦是言三陽經氣已盡邪不傳經之証因傷寒病三日其經氣行至少陽而三陽之經已盡其經氣將傳入太陰如其邪傳經者其人必嘔不能食因此皆是太陰脾之証狀也今其人反能食而不嘔是無太陰脾之証狀而其邪不傳太陰脾經可知也

（9）

傷寒病三日　少陽脈小者　其証欲已也

此節是言少陽之証其脈小者乃欲愈之症因少陽脈本弦今反見小者是邪氣縮小而將退也依經云脈大為邪盛為病進脈小為邪減為病退故曰其病欲已也

（10）

少陽經之病　其証欲解時　從寅至辰上

此節是言少陽証以時間而斷定其病愈也因寅卯辰三時乃少陽之經氣木旺之時若至此時其經氣自旺而邪氣必退故少陽之病必至此時間而病方可解也

傷寒論淺解

漢張仲景原文
廣西鬱林唐桂榮淺解
晏仲全參訂

太陰經論

太陰者地之象也蓋天屬陽地屬陰天無所不覆地無所不載故地為極大之陰故曰太陰在五行謂之土正位於中央而臨制四方猶言其氣無所不至也在人身中之經氣乃主於大腹之中即脾臟是也內經云太陰之上濕氣治之因太陰屬土土能生濕譬如地中太陽在上而水在下太陽之火氣下降而地中之水氣上升故水火相交而化濕土之氣也人身中亦如之

脾居腹中在上者為心主君火之氣在下者為腎主寒水之氣水火相交然後能化生濕土之氣也且脾與胃相表裡胃為脾之腑脾主輸而胃主受也蓋人飲食入胃原賴脾之濕氣下輸於胃以消化穀食是也即医林改錯所說脾有甜肉汁入胃以消化穀食但其甜肉汁乃係脾與胃相連之膏油網膜中之微絲管相通況胃主燥氣脾主濕氣燥濕調和生机乃暢故人飲食如故健康而無病也若胃受病不得太陰脾之濕氣下輸則胃中陽氣過亢以致脾約而大便不利或大便硬或有燥屎而成胃家實之病也若脾受病不得胃中燥氣之化故自下利或下利清穀且腹滿而吐不欲食而致腹痛也且脾病多虛胃病

多实故攻下之法衹宜施於陽明胃实之証不宜施於太陰脾土之証也然太陰脾多屬裡虛之証臟氣既虛培補尚不宜遲豈可攻之乎且脾主肌肉其中之腠理與三焦之連網膜相通蓋脾之濕氣過盛水氣凝滯不化故成周身浮腫之証況水邪傷於肌肉則外泄而成黃汗之証若濕氣傷于肌表而身必發黃也又脾主四肢脾土虛寒必見手足逆冷之証若胃陽未衰則手足當自溫也然脾與胃關係甚大因胃腑代脾土行其治節故脾病多見於陽明胃經與本經之証反少也

（一）太陰經之病　其腹滿而吐　而且食不下　大便利益甚

腹有時自痛　若經誤下之　必胸下結硬

此節是言太陰病之提綱太陰者脾土也位居中央故人身中之脾土居於腹中之部位臍之上胸膈之下與中焦之膏油網膜相連貫與陽明胃府相表裡故其濕土之氣須藉燥金之氣而化生故人之飲食水穀之氣皆賴胃腑之化生而其氣與津液則從油膜而散佈於周身及四肢也蓋陽明與太陽皆主外表之証而少陰則主裡証故外証統之於太陽裡証統之於少陰故太陰與少陰經無（俱少）表証皆裡証也其病腹滿而嘔者因其邪入於腹中傷其脾

土之氣故腹見滿且太陰之邪不得外出而上衝故嘔而脾氣爲邪所擾故不能食也况脾胃主消化穀食從大便而出今脾胃之氣爲邪所傷故其大便必自瀉利也有時邪正相搏故腹中時痛也若医者不依法而治而誤用丸葯下之必傷其脾胃之氣則邪氣益熾充斥腹中故見硬滿也此皆足太陰脾之証也而手太陰肺何以全不涉及因太陰肺屬金與陽明燥金之氣相通故其証多見於陽明蓋肺主氣主皮毛與膀胱氣相通故其病多屬於太陽因太陰肺之部位在胸之間與上焦之油膜相連貫故其証皆診之於寸脉屬陽因其氣通於皮毛故主外表之証而太陰脾之裡証故不涉及之

(2) 太陰中風病　其四肢煩疼　脉陽微陰澀　且其脉長者此為欲愈也

此節是言太陰中風之脉証其病四肢煩疼者因脾主四肢今因其血脉既虛而風乘虛而入而干動四肢之血脉故煩疼也　脉陽微陰澀者因中風之脉陽脉必浮今反見微者是邪不在於陽分而入於陰也陰脉澀者因其血脉為風邪所阻滯故澀也若脉長者是其血脉之氣尚旺盛而超過寸關尺之外是其邪氣不能勝於正氣故其病當自解也

(3) 太陰經之病　其証欲解時　從寅至丑上

此節是言太陰經之病以地支之氣而斷定其病愈之時蓋太陰脾屬土因水與土同宮故水土之氣皆旺於亥子丑三時也因亥子丑三時爲本經之氣當旺其時之邪氣必不敵而退故本經之証其病之解當在於此經氣旺盛之時也

（4）

太陰經之病　其証脉浮者　亦可發其汗　宜用桂枝湯

此節是言太陰中風症因其脉浮尚屬表証而未深入於裡蓋脾主肌肉今脾之氣血既虛其風邪則從肌腠乘虛而入若脉浮者是邪尚在表而未深入於裡也因其邪從肌腠而入亦當從肌腠而出故當用桂枝湯取微汗可也

（5）若自利不渴　病屬太陰經　因脾藏有寒　當以藥温之
宜服四逆輩

此節是言太陰之証自利不渴者因渴而自利乃陽明胃腑之証今不渴而自利是太陰脾臟之証且陽明是燥金之氣而熱邪傷於腸胃故渴而自利也今太陰為濕土之氣因其臟有寒寒濕相乘故不渴而自利也須當用理濕驅寒之葯以温之如從四逆湯温劑之類任擇一方因病施治可也

（6）若傷寒之病　其脉浮而緩　手足自温者　而繫在太陰
必當身發黄　若小便自利　身不能發黄　若至七八日

雖暴煩下利　日利十餘行　其利必自止　以脾家之實
故腐穢當去

此節是言傷寒脉浮緩之証其人手足自温及繫在太陰之病也因脾主四肢脾氣充実虽為邪所擾其手足當自温又因脉浮是傷寒表証緊則為邪盛正衰今反見緩可知其邪尚輕也且手足温脉浮俱属外証因脾土色黄其身外必發黄色若小便自利則其邪不欝於内當從小便而去故身不發黄色若過至七八日每日間約下利十餘次雖其人暴煩而下利其利當自止何以知之因其脾家之氣充実外邪不能争勝故其下利雖多乃腐穢當去而

不能傷其正氣是以其利當自止也

（7）本太陽之病　醫反誤下之　因腹滿時痛　屬於太陰也

桂枝加芍湯　乃可以治之　若大実痛者　桂枝加大黃

調湯以治之

桂枝三刃　芍葯六刃　甘艸二刃　生羌三刃　大棗十二枚

右五味以水七升煮取三升去滓分溫三服

桂枝加大黃湯方　即前方加大黃二両

此節是言本屬太陽之病因医誤下之而腹滿時痛乃轉屬太陰也又因其風邪入於脾中邪正相搏有時故腹滿時痛也當用桂枝湯加芍葯者因風邪耗其營血故重用

芍藥之歛陰和血同桂枝湯以調和其營衛而痛自止也若因其脾氣太实而腹痛者當用桂枝湯加大黃以瀉其实以桂枝湯調和其脾氣可也

(8) 太陰經之病　若其人脉弱　陸續自下利　如當用大黃以及芍藥者　因下利之故　皆宜減少之　以其人胃弱便易動故也

此節是承上節而言太陰之病當用大黃芍藥治之者若其人脉弱繼續自下利因其人脉弱而知其胃氣虛續自利者亦胃中虛弱之証也又大黃乃攻下之藥芍藥亦滲利之品故脾胃虛弱自利者皆不宜用如當用之亦宜減

少之也

少陰經論

少陰者一陰初生之象也其經氣本出於坎離二卦坎卦屬水離卦屬火坎卦之氣行於冬至离卦之氣行於夏至故夏至一陰生正火氣將旺之時也人身應之而有少陰之經氣手少陰屬心主君火之氣足少陰屬腎主寒水之氣是其經氣水火相濟坎離互交之象也故內经云少陰之上熱氣治之因少陰本寒而標熱因膀胱為腎之腑乃太陽寒水之氣須藉少陰君火之熱氣下臨薰蒸其水然後可以化氣上升故太陽與少陰相表裡少陰之病亦多見太陽经也然少陰之病既為水火之氣故多寒熱互見其受病之原因多屬水火不和也然水火之氣乃

出於心腎二經兹將其經氣細述之
益足少陰腎經居背脊十四椎下左右各一枚中有油膜一条
是為腎系貫於脊中以通髓道名曰命門為人身生氣之根腎
屬坎水之陰其系則坎水中之一陽從此系生出網膜周於上
下名曰三焦故内經曰腎合三焦根於腎系生出油網連接大
腸之前膀胱之後中間一個夾室名曰胞宫道家謂之丹田與
膀胱只隔一層膀胱者為腎行水之府也故内經又曰腎合膀
胱西醫言人飲水從胃散出走油膜歷腎中兩腎將水滴瀝然
後從油膜入下焦以滲入膀胱此膀胱所以為腎陰府也又賴
三焦為腎之陽府陰陽相交合為坎中滿之象而氣生焉故内

經云腎生氣生理學有人身氣管圖從鼻入肺過心循背脊入腎而下分細管以入腹又圖前面亦有氣管惟臍旁者最大其前後管有不同後面是吸入之氣管前面是呼出之氣管循環一周內經所以有任督之分凡人張口能出氣而不能入氣即知呼吸有前後之異矣內經又云生氣通天蓋人鼻孔所吸者清陽也吸清陽入肺歷心又引心火從背後氣管而至於胞中膀胱與胞相連胞中之陽熱遂薰蒸膀胱之水化而為氣餘瀝則泄為小便膀胱如釜中著水胞中如灶底添薪蒸水為氣透出膀胱亦歸胞中故胞宮又名氣海此氣然後循臍旁之氣街穴上胸膈而出於肺是為呼出之氣衛皮毛温支体出聲音充

臟腑只此一氣而已矣氣出口鼻又化津液盖本水中陽氣所化遇陰則復化為水人身肺為清金氣上則化津如化學所謂蒸氣上升至冷際則復下化為雨露也

手少陰心經心体上圓下尖其上周圍有夾膜之膏油包裹即心包絡也包絡上為心系連於肺系皆着于頸下其系之膜網遂循腔子而至胸肋盡處則為膈膈下為中焦之膜油又下則為下焦矣心中脉管通于上下内外者皆是從包絡之膜油而行達也生理學言左右心房左房遞血出行周於身則血变紫色名為炭氣復返於肺得出氣吹之紫色退而還為赤血乃從右心房以入其左右開闔起落不休則周身之脉應之而動難

經云脉為血府內經云心之合脉也與生理學之說相符合又內經言南方生熱熱生火火生苦苦生心心生血在天為熱在地為火在臟為心在色為赤此數句將心之生血發明無遺蓋在五行秉火氣以為体者也于卦為離离火之色正赤故心火化液則為赤血离中含陰故心亦陽中有陰乃代為血此陰字是指陰液乃人之津入胃中化穀取出汁液從胃絡上行於肺其色尚白婦人之乳汁即此上行於肺之汁液也又上交於心則將心火之化而變赤色是為血故婦人乳子則血少而經不行即知汁液奉心乃化為血也靈樞云中焦泌糟粕蒸津液化其精微上注于肺脉乃化為血此液上入于心即离中之陰也

陰得陽化而為血血虽火体而仍屬陰分其理明矣然則人身之生理原賴於氣血氣血之根源乃生於水火水火之氣化乃出於少陰苟明其理則病机之起伏脉証之審辨思過半矣學者豈可不細察之乎

少陰篇

（1）少陰經之病　其人脈微細　而但欲寐也

此節是少陰病之提綱蓋少陰者主君火之氣也在人身中為心與腎故經云手少陰心經足少陰腎經且心主營血而生百脈腎主衛氣而位於身外故仲師以脈微細但欲寐為本經之提綱因心生血貫輸於百脈心受病所生之血必少而不足充滿於百脈故脈細也腎主氣腎受病而氣必不足以衛外且不足充滿於百脈故微也寐者睡眠也既寐則屬陰醒而不寐則屬陽今其人欲寐而不得寐者是陰陽不和也然陰陽者氣血水火之謂也今心腎受

病則氣血不調而神志昏憒不安故但欲寐而不得寐也

(2)

少陰經之病　欲吐而不吐　心煩但欲寐　已經五六日
自利而渴者　此屬少陰也　虛引水自救　小便色白者
少陰病悉具　其小便白者　下焦虛有寒　故不能制水
而其色白也

此節是言少陰經之証病人欲吐不吐心煩但欲寐者因其君火之氣為邪氣所阻遏欲出而不得出故其人欲吐而不得吐也此因邪氣內犯而心氣虛煩不寧故心煩但欲寐也已經五六日自利而渴者是因心氣久虛為邪所擾其君火不得下交於腎下焦因之而虛故小便自利且

腎中之水氣為邪所阻擾且下焦之水氣不得君火之化而不能上昇故上焦虛而滿也其人引水自救者是因下焦之水氣不能上溢故心液因之而虛心液既虛心中必煩燥故欲引水自救也小便白者是下焦之寒水不得君火下交以化氣故下焦有寒而不能制化其水故色白也

（3）若診少陰証　脉陰陽俱緊　而反汗出者　是亡其陽也

此屬少陰病　法當咽中痛　復上吐下利

此節亦是言少陰之証診病人之脉陰陽俱緊者當以沈為陰浮為陽關上為陰關外為陽以診之此是因邪氣阻撓而陰陽不交故其脉象見緊也且少陰本無表証今反

汗出者是亡陽也且心火為邪隔於上而不能下降則下焦陽虛故下利腎水為邪所阻而不得上滋故君火獨亢而上炎是以咽中痛而上吐也此乃上下水火不交內外陰陽相隔之危証也

（廿）少陰經之病　欬嗽而下利　其人譫語者　因被火氣劫其小便必難　強責少陰汗

此節是言少陰之病欬嗽而下利蓋少陰之症本不宜發汗今医誤以燒針之火劫之強迫少陰使其汗出以致津液耗竭心氣因之而虛故神志昏憒而發譫語也且心氣既虛其君火不能下交膀胱以化氣故小便難也

又膀胱既不得君火之氣而化生津液上滋於肺金故欬嗽也又君火之氣既虛不能下生於脾土而失其節制之令是以下利也

（5）少陰經之病　脈細而沈數　此病為在裡　不可發其汗

此節言少陰之証脈細而沈數者因心生血而主百脈心受病生血必少不足以貫輸百脈故脈管細也且少陰腎水必與少陰君火相交而化氣今腎受病其腎氣不能上升而濟其君火故其脈沈且下焦之邪氣過盛故沈而數也此乃邪干於心腎裡証屬虛~~因水而虛~~是以不可發汗也

（6）少陰病脈微　不可發其汗　恐亡陽故也　其陽氣已虛

尺脉弱濇者　復不可下之

此節亦是言少陰之脉其脉微者不可發汗因少陰心腎有病其陽氣必虛不能充滿於脉管故微然腎中陽氣既虛微故不可發汗如若誤汗之必致亡其陽也然不特腎中之陽氣已虛而心中之血液亦因之而不足陽虛力不足以鼓動其脉故脉見弱也血虛而運行之力不足故脉弱而濇滯也况尺脉乃診少陰之部位故尺脉弱濇也又因其血氣既虛故不可復下之也

（丁）少陰病脉緊　已經七八日　其人自下利　而其脉暴微而手足反溫　脉緊反去者　為病欲解也　雖煩與下利

病必自愈也

此節是承上節而言上節是言正氣既虛故脉微此節是言邪氣過盛故脉緊然邪氣虽盛因其病已經七八日而太陽與陽明之氣已經來復是邪氣當退之時若其人自下利是邪從利去而陽氣初復故其脉暴微也且陽明之胃氣既復故手足反温也脉緊反去者因邪氣退故脉不緊也病人虽煩與下利亦是邪退正復之兆是以病當自愈也

（8）少陰病下利　若其利自止　悪寒而踡臥　其手足温者乃可治之証

此節亦承上節而言上節是言因下利而邪氣退正氣復故手足温此節是言因利止而知其邪氣退正氣復故手足亦温因人有胃氣則生無胃氣則死且胃主手足因胃氣和正氣復故手足温乃其表現也虽其人惡寒踡卧乃陰氣過盛今則利止而胃氣轉和腎中生陽之氣亦能自復故其手足温之証乃陽復可治之証也

（9）少陰經之病　惡寒而且踡　其人時自煩　欲去衣被者

此証為可治

此節是言少陰之証其人惡寒而踡縮是因少陰君火之氣不能下交於腎腎中寒水之氣不得君火之氣以温之

則下焦之寒氣因之而独盛故見悪寒而足踡卧也且少陰心受病不得腎中之水氣上濟則君火因之独亢故其人時自煩欲去衣被也此乃水火不交陰陽相隔之証倘能交其心腎之氣其病當自愈故為可治之証也

(10)

少陰中風証　脉陽微陰浮　其証為欲愈

此節是言少陰中風之脉診之於寸中之陽脉本當見浮今反見微者可知其邪氣欲去陽氣初復也診之尺中之陰脉本當見沉今反見浮者是邪氣因浮而外出正氣得伸之象也且邪氣欲退陽氣得伸故其病欲愈也

(11)

少陰經之病　其証欲解時　從子至寅上

此節是言少陰証斷其病解之時因少陰心屬火少陰腎屬水又因子丑乃水旺之時寅乃火生之時蓋火旺則亢故不用其旺時而用其生時也且子丑寅三時乃陰氣初退陽氣初復之時今得本經生旺之氣故其病當自解也

(12)

少陰經之病　上吐而下利　手足不逆冷　而反發熱者

其人當不死　如脉不至者　灸少陰七壯

此節是言少陰之病上吐而下利是陰陽將脫之危証但其手足不厥逆而冷而反發熱者是陰邪將退而陽氣將復之表現也其人當不死倘其脉雖絶而不復至者當灸少陰之穴七壯其脉當復至其病當自解矣

（13）若少陰之病　已經八九日　身手足盡熱　其熱在膀胱
必當便血也

此節是言少陰熱化之証病經八九日一身手足皆熱者是經氣行至陽明少陽之期其經氣當由陰出陽令少陰君火熱化之氣隨之下入膀胱而出於陽分故一身手足盡熱也又因膀胱之熱溢於外近干胞室之血故便血也

（14）少陰經之病　但厥而無汗　若强發其汗　必干動其血
未知從何出　或從口鼻出　或從目中出　是下厥上竭
爲難治之証

此節是言少陰熱化因君火上炎而不下達於膀胱蓋膀

胱寒水之氣独行於周身故厥而無汗如医者强發病人之汗以耗其心液故君火独亢必致上炎迫血妄行是以病人或從口鼻出血或從目中出血此乃下厥上竭之証故為難治其所以难治者是君火之不下達下焦之陽因之而虚陰氣独盛故下厥又因强發其汗以致心液耗竭而上焦之陽氣独亢陰液因之而竭故曰上竭因此所以难治也

(15) 少陰經之病　惡寒而身踡　其人必自利　手足逆冷者其証為不治

此節是言少陰寒化之証病人惡寒而身踡縮其臟寒已

極而無陽氣可知故自利且少陰寒水之氣不得胃中陽氣之化故自下利也況手足乃脾胃之所主今胃陽已絕以致手足逆冷故其証為不治也

(16)

少陰經之病　上吐而下利　其人躁而煩　四肢逆冷者其証死不治

此節亦是言少陰寒化之証陽氣欲絕者為死証蓋下焦寒水之氣全賴上焦君火之氣下交以化氣始有生机今心陽已絕無君火之熱化故陰寒之氣独盛倘得胃中陽氣以制化之其病尚可治今胃陽亦絕並無陽氣以制化之其寒邪得以猖獗故上吐而下利也且君火既已失職

而水火不濟故心煩而躁也四肢逆冷亦是胃陽已絶之表現故其証為不治

(17)若少陰之病　下利已止者　而反見頭眩　時時胃冐者此為死証也

此節是言少陰亡陽之証因少陰寒水之氣不得君火下交且胃中陽氣亦虛而失其制化故自下利不止今雖下利既止而陰氣已竭上焦君火之氣亦因之而脉故不得下交而反上炎是以時時頭眩也陰竭於下陽亢於上陰陽不交勢將欲脫時時頭中見眩冐也且頭為諸陽之會今見自冐此乃陽氣欲脫之表現也故其人必死不治

（18）少陰經之病　若四肢厥逆　惡寒而身踡　而且脉不至不煩而躁者　此証必死也

此節亦是言少陰亡陽之証因病人胃中陽氣已虛而陰寒独盛故四肢逆冷也且少陰君火之氣已將欲絶不能運行周身故惡寒而身踡縮也心生血脉今心陽將絶故脉不至不煩而躁者亦是心陽將脱之表現也故断為死証

（19）少陰六七日　其人息高者　其証死不治

此節亦是言少陰將脱之証病經六七日乃經氣陰盡陽復之期今病人反見息高是陽不能復氣不歸根吸入之

氣祇在上焦不能入於下焦故曰息高也吸氣旣不能入于下焦是下焦肝腎之氣已絶而上焦之孤陽亦將欲脫也故爲不治之証

(20)

若少陰之病　脉微而細沈　其人但欲寐卧　汗出而不煩而且自欲吐　若至五六日　自利復煩躁　不得卧寐者可斷爲死証

此節是言少陰經之病脉微而細沈脉微是陽氣將絶之象細沈是陰氣將竭之象其人但欲卧亦是陰陽不交之表現陰陽旣已不交是以陽亡於外故汗出而不煩因孤陽上炎勢將欲脫故其人自欲吐此陽絶於上也若至五

六日是經行陰盡之期而病人自下利而陰竭於下也陽絶於上故煩陰竭於下故躁今陰陽俱將欲絶故不得卧寐斷之爲死証信無疑矣

麻黄附子細辛湯

(1) 少陰初得病　反發熱脉沈　麻細附子湯　合服而治之

(21) 麻黄二两去節　細辛二两　附子一枚炮去皮破八片

右三味以水一斗先煮麻黄減二升去上沫納諸葯煮取三升去滓温服一升日三服述此章凡九節論少陰自得之病或得太陽之標或得君火之化或得水陰之氣或在於表或在於裡或在於經或歸于中土不可執一而治也

麻黄附子细辛汤　少陰初病治最當　若見脉沈反發熱
扶陽解表是良方

此節是言少陰初得病時其寒邪已入於裡故脉沈然裡
症不當發熱今反發热者是寒邪與太陰陽之陽氣相搏因
陽氣不足不能伸張於外爲寒邪所迫故發热湯中用附
子以急補其陽氣之虚用細辛以驅寒邪而升發其陽氣
用麻黄以散其寒邪使從毛竅以出也則陽氣復寒邪退
而病自解也

又麻黄附子甘草湯

22)
少陰經之病　得之二三日　用麻附甘湯　以微發其汗

因二三日間　不見有裡証　故微發汗也

麻黃（二兩去節）　甘草（二兩炙）　附子（一枚炮去皮）

右三味以水七升先煮麻黃一二沸納諸藥煮取三升去滓溫服一升日三服

附子麻黃甘草湯　少陰發汗且權行　得病三日無裡証

驅逐寒邪透出陽

此節是言少陰得病二三日是陰盡陽復之期既不見有裡証，當知其邪是欲由陰出陽因而導之用麻黃附子甘草湯以微發其汗其病可解也湯中用附子以驅少陰之寒邪而復其陽氣麻黃以開其表而導其寒邪由汗而出

甘草和其中土而益其中氣使其微汗出而病自愈也

(3) 黄連阿膠湯方

(23) 少陰病得之　二三日以上　心煩不得臥　宜用連膠湯服之病自愈

黄連四両　黄芩一両　芍药二両　鷄子黄二枚　阿膠三両

右五味以水五升先煮三物取二升去滓納膠烊盡小冷納鸡子黄攪令相得温服七合日三服

黄連阿膠芍鷄芩　培補真陰用意深　少陰心煩不得臥
温陰清熱理宜尋

此節亦言少陰之証得之二三日以上其經氣行於陽氣

亢盛之期而少陰君火因之而益熾且其陽亢必傷陰故心煩陰氣既虧損故不得臥湯中用芩連之苦以瀉其亢盛之火熱用膠芍以滋陰液且用鷄子者因鷄子之內有黃有白白則為陽黃則屬陰今祇取其黃者是取其補下焦真陰之用也因火盛則生陰真經虧損故心煩不得臥是以補其真陰其君火自不亢矣

(廿) 附子湯方

(24) 少陰經之病　得之一二日　病人口中和　其背惡寒者當以火灸之　附子湯主之

右五味以水八升煮取三升去滓温服一升日三服

附子湯參朮芍苓　周身骨節痛堪驚　肢背悪寒少陰証
用補元陽妙莫名

此節承上節而言上節是言少陰腎中真陰虛故用黃連阿膠以補其真陰此節是言少陰腎陽虛故用附子湯以培其真陽因少陰得病一二日其經氣乃值陰盛之期病人虽口中和其背悪寒者可知少陰之真陽內虛也且背乃太陽經之部位而太陽與少陰相表裡今少陰真陽內虛太陽寒水之氣不得陽熱之化故悪寒也故當灸闗元以助元陽之氣且用附子湯以扶其真陽湯中用附子之辛熱以扶其背中之元陽佐以參朮茯苓以補益元氣用

白芍之和陰使附子之辛熱不至於傷陰也仲聖用方之妙如此

(25) 少陰身体痛　連及骨節痛　手足寒脉沈　附子湯主之

此節是言少陰証因陽氣內虛以致周身疼痛骨節痛且手足寒而脉沈者蓋脉沈為在裡沈本少陰之脉可知少陰裡虛陽衰陰盛故病人周身骨節疼痛且手足寒也當用附子湯以培腎中之陽氣則痛自解也

(5) 桃花湯方

(26) 少陰經之病　下利便膿血　桃花湯主之

赤石脂（一斤一半全用一半篩末）　乾姜（一兩）　粳米（一升）

右三味以水七升煮米令熟去滓温服七合(納赤石脂末方寸匕日三服若一服愈餘勿服

桃花湯內赤粳米　下利膿血治為良　小便不利小腹痛

少陰熱化血脉傷

此節是言少陰熱化之証下利膿血者是因少陰君火太亢邪熱焦灼以至傷及血脉故下利膿血也宜用桃花湯治之湯中用赤石脂色赤性濇故能止下利膿血且色重而降能降君火之熱使之不亢佐以粳米之甘涼以清火熱而滋胃陰乾姜之辛温以助胃陽而止下利使火土相生而病自解矣

(27)少陰二三日 以至四五日 其人腹中痛 且小便不利及下利不止 大便膿血者 桃花湯主之

此節是承上節而言少陰君火熱化太過之証得病已經二三日是經氣行至陽盛之期故其熱益熾及至四五日復還少陰經氣之期火熱更加內灼陽氣既亢則陰液必傷胃氣因之而虛故病人腹痛火氣既盛水液必傷故小便不利也且君火之氣下傷太過其胃氣相脅迫故下利不止也蓋心主血脈心火過亢傷其血脈故便膿血也亦宜用桃花湯主之

(28)少陰之為病 下利便膿血 當以法刺之

此節是言少陰热化太過傷其血脉以至下利便膿血當以法刺之以泄其熱

（6）吳茱萸湯方

少陰病吐利　而手足厥冷　煩躁欲死者　吳萸湯主之

吳（29）茱萸　人參　生羌　大棗

此節是言少陰之氣不得中土之氣相生竟成陽虛欲脫之証令因中土之氣已虛失其制化之力故上吐下利也陽氣既虛不能外達故手足厥冷也且心受病君火已虛而不下降以致腎水泛濫而不上濟則水火之氣不交因之躁煩欲死也當用吳茱萸湯以治之方中用吳茱萸之

辛温以扶陽氣而止吐利佐以人參之大補元氣以实心胃之虛以復生陽之助用羌棗以調和胃氣胃氣既和而病自解也

(予)猪膚湯方

少陰病下利　且其人咽痛　胸滿心煩者　猪膚湯主之

猪(30)膚一斤

右一味以水一斗煮取五升加白蜜一升白粉五合熬香和令相得溫分六服

猪膚湯蜜白粉和　少陰下利火亢多　咽痛胸滿心煩者　滋陰潤躁起沉疴

此節是承上節而言上節是言少陰寒化之証此節是言少陰热化之証今因病人心火亢盛火性上炎故咽痛且火能生土火氣下生太過與胃中躁氣相脅迫故下利且心火既盛腎水上濟不足故胸滿而心煩故當用猪膚湯以治之湯中用猪膚者猪膚水畜能補腎中之水以滋潤心火使之不亢白蜜味甘以潤胃中之燥而止下利白粉乃五穀之精益脾胃之陰氣使之熬香者使其入心以引心火下生與脾胃相和則諸病自愈矣　又此節須細心玩味可知古聖精於五行生尅之理用之治病製方極其神妙效如桴鼓近世學者不識陰陽之妙用動以科學之

招牌妄誕古人五行之理為神怪不經之説真是潑婦罵街痴人説夢可笑實甚

(8)甘草湯方

甘草二兩

右一味以水三升煮取一升半去滓温服七合日二服

(9)桔梗湯方

桔梗一兩甘草一兩

右二味以水三升煮取一升去滓分温再服

(31)少陰二三日 其人咽痛者 可與甘草湯 若其不瘥者 當與桔梗湯

桔梗甘草合成湯　少陰咽痛最為良　桔梗利竅開咽腫

甘草導心火下生

此節與上節皆是言少陰熱化証但上節是言少陰病之劇者此節是言少陰病之輕者今因病人心火過旺上炎為患以致咽中腫痛當用甘草湯清涼之品導心火下生於土以泄其熱則火自不炎矣倘咽中腫痛尚未除者再加桔梗與甘草同煎服之因桔梗能利竅清熱使火氣下泄不再上炎則咽痛自解矣

(10) 苦酒湯方

(32) 少陰經之病　其人咽中傷　生瘡而腫塞　且不能語言

声說不出者　苦酒湯主之

半夏 洗破如棗核大十四枚　鷄子 一枚去黄内上苦酒着鷄子壳中

右二味納半夏著苦酒中以鸡子壳置刀鐶中安火上令三沸少少含嚥之不瘥更作三劑

苦酒湯中夏鷄子　咽中生瘡腫塞住　不能言語不出声少陰火炎致之至

此節亦是言少陰熱化之証因腎氣不能上滋於心火以致少陰心火亢盛熱氣上炎傷及血脉致使咽中生瘡腫塞甚至壅塞不能言語説不出声故當用苦酒湯以治之方中用鸡子去黄者是去濁取清之義也因鸡属酉金以

其遇卯而啼取金擊木發声之義也且心肺皆居上焦心火炎而肺金必燥故説不出声以鸡子清以清潤肺金且用半夏者因半夏乃夏半而生乃一陰初生之時與少陰同氣且其能開膈降氣取其降火逆而開壅塞也況用苦酒者因苦酒以曲直作酸味屬於木亦取金木發声之義也半夏取十四數以二七屬火亦降火之義此古聖制方神妙之心法也

半夏散及湯方

(14)少陰經之病　其人咽中痛　當以半夏散　或調湯治之

(33)半夏洗　桂枝去皮　甘草炙　各等分

以上三味各別搗篩已合治之白飲和服方寸匕日三服若不能散服者以水一升煎七沸内散兩方寸匙更煎三沸下火令小冷少少嚥之

半夏散中艸桂枝　少陰咽痛最宜施
倘若與散難下咽　改湯更好使寒驅

此節是言少陰寒伏之証因病人為寒邪傷於少陰之經脉因少陰脉上出於咽間故咽中痛當用半夏散治之方中用半夏之辛燥以益少陰之陽氣以散寒邪因半夏生於夏半乃陽極陰生之時得陽氣独盛且與少陰同氣且用桂枝以散寒甘草之和中則少陰之陽氣益旺而寒邪

（強心陽）

自退矣

白通湯方

(34) 少(12)陰病下利 白通湯主之

葱白四莖 乾姜一兩 附子一枚生用去皮破八片

右三味以水三升煮取一升去滓分溫再服

此節是言少陰寒化之証因少陰寒水之氣太盛心火微虛不足以抗制寒邪且火不生土土亦因之失其節制之職故下利當用白通湯以溫之方中用葱白之升散以宣通心中陽氣之鬱且用附子回陽乾姜以驅寒使君火轉旺而陽氣復則寒水自不至泛濫矣

(35)

(13)白通加猪胆汁湯方

少陰經之病　下利脈微者　可與白通湯　若其利不止
且厥逆無脉　乾嘔而煩者　仍用白通湯　加猪胆治之
若其服湯已　脉暴出者死　脉微續者生

葱白四莖 乾姜一两 附子一枚生用去皮破八片 人尿五合 猪胆汁一合

以上三味以水三升煮取一升去滓納胆汁人尿和令相得分温再服若無胆亦可用

白通湯中葱附姜　少陰下利治最良　厥逆乾嘔且無脉
加尿猪胆可回生

此節是言少陰陽虚欲脱之証因腎中之陽氣虚微故脉

微且腎中之元陽既虛則寒邪猖獗以至陽氣因之被迫而下陷故下利不止當用白蔥通湯以治之若其利不止且厥逆無脉者是因腎中之元陽為寒邪所迫而下陷故也且陽氣既陷欲升不得故乾嘔而煩也當急扶其陽氣宜用白通湯用猪胆汁治之湯中用附子之大温急扶腎中之元陽佐以乾姜以驅寒邪蔥白通心腎以升發其既陷之陽氣加猪胆汁人尿者因猪為水畜其胆屬木其汁味苦取木能生火苦從火化且人尿是人之真陰之水亦取水火相濟以復其元陽脉當微續而出其病可解也倘脉暴出者是陽氣暴脱之表現故其人必死也

14 真武湯方

茯苓　白朮　白芍　附子　生薑

(36)少陰經之病　二三日不已　四五日腹痛　而小便不利　且其人四肢　沈重而疼痛　若自下利者　此為有水氣　或咳小便利　或下利或嘔　真武湯主之

此節是言少陰水盛火虛土不制水之証今少陰病二三日為經氣陽盛之時病本當解今因陽虛陰盛故病不已至四五日又值太陰經氣之期因腎陽既虛火不生土故土亦因之而虛土不能制水水邪泛濫傷及脾胃故腹痛下利四肢沈重也且少陰火虛不能化膀胱之水氣故小

便不利土既不能制水則水氣上凌故或咳或嘔水氣下
迫故小便利或自利當用真武湯治之方中用附子急扶
其陽氣用白朮培土以制水用茯苓以利水用白芍以泄
滿氣生羌以散水氣故病可解也

真武湯加減法

若咳者加五味子半升細辛乾羌各一兩若小便利者去
茯苓若下利者去芍藥加乾羌二兩若嘔者去附子加生
羌足前成半斤

(45)通脉四逆湯方

(37)若少陰之病　自下利清穀　此裡寒外熱　其手足厥熱

且脉微欲絶　身反不惡寒　其人面赤色　腹痛或乾嘔

咽痛或利止　其脉不出者　通脉四逆湯　當用以治之

甘草二両炙　附子一枚生用大者去皮破八片　乾姜三両

右三味以水三升煮取一升二合去滓分温再服其脉即

漸而出者愈非若暴出者之自無而忽有既有而仍無如

灯火之回焰也　面赤色者加葱九莖　腹中痛者去葱

通脉四逆草附姜　下利清穀治嘔良　四肢厥熱腹咽痛

脉微欲絶急扶陽

此節是言少陰真寒假熱之証病人自下利清穀者是因

少陰陰寒過盛陽氣虚微為陰所逼陽不内守故自下利

迫陽外越故其人面赤色手足厥熱反不悪寒而咽痛也
且脾胃之陽因之亦虚故乾嘔腹痛・脉微欲絶也若其脉
不出者當用通脉四逆湯以治之方中用附子扶陽以抑
陰乾羌驅寒以回陽炙草補中以和脾腎則陰陽調而脉
當獨出病自解也 續

(16) 四逆散方

(38) 少陰四逆病　若或咳或悸　或小便不利　或覺腹中痛
或泄利下重　四逆散主之

甘草炙　枳實破水漬炙　柴胡　芍药

右四味各十分擣篩白飲和服方寸匕日三服後加減法

咳者加五味子乾羌各五分并主下利悸者加桂枝五分小便不利者加茯苓五分腹中痛者加附子一枚炮令拆泄令下重者先以水五升煮薤白三升去滓以散三方寸匕納湯中煮取一升半分温再服

四逆散芍草枳柴　少陰四逆是為佳　泄利下重欬或悸
腹中痛治莫猜疑

此節是言少陰心火内欝不能生土脾胃因之而虛土不能制水以致腎中寒水氾濫侵犯脾胃故腹中痛泄利下重四肢厥逆且水氣上凌於心故悸上衝於肺故欬況心火内欝不得下交於膀胱以化氣故小便不利當用四逆

散以治之方中用柴胡升發陽氣以宣心肝之鬱枳实之辛利以泄滿以開胃陽之鬱白芍之滲泄以利膀胱之瀝甘草和中使火土交陽氣自復而寒水之邪不致於氾濫矣厥逆之病自然可愈矣。

(39)少陰病下利　已經六七日　欬而嘔且渴　心煩不得眠　猪苓湯主之

此節亦是少陰之証心火虛不能下生於土以致土失其令不能制水故腎中寒水之氣得以氾濫橫流於腸胃故嘔而下利也且心氣既虛不能下交膀胱以化水津故而水津不得從絪膜中上輸於肺與口舌故欬而渴也況心

陽既虛不得腎陰之濟故心煩不得眠也當用五苓散治之方中用茯苓補心氣以利水阿膠補心血以導火下交以化氣因阿膠是以驢皮所熬因驢馬屬火乃心之畜阿井乃至陰之水熬之取其水火相交之義也且佐以猪苓澤瀉之利水使水返其宅取歸源之義也然水既歸源火亦下交則水火相濟自無泛濫之患病自解也

(40)

少陰經之病　若自利清水　其利色純清　而心下必痛且口乾燥者　須當急下之　宜大承氣湯

此節是言少陰熱化之証因君相二火俱盛宜下利清水其色純蒼者然君火既盛下交於膀胱其化氣太過則水

津由連網膜上輸者必少故咽中乾燥且其水上輸於膈間以化胆汁因胆火太盛而胆汁反下泄於胃而因陽明之燥氣亦盛與燥屎不能相容故心下必痛下利之水其色純青者須當急下之宜用大承氣湯

(41)

少陰六七日　腹脹不大便　須當急下之　宜大承氣湯

此節是言少陰六七日乃值經氣陰盡陽生之期因陽氣亢盛火炎粗燥以致心胃俱实故腹脹不大便須當急下之宜大承氣湯

(42)

少陰脉沈者　須當急温之　宜用四逆湯

此節是言少陰寒化之証因少陰之脉微細但欲寐今其

脉且見沈者是裡寒可知也急當温之宜用四逆湯

(43)

少陰經之病　食入口則吐　心温温欲吐　而復不能吐
始得病之時　其人手足寒　且脉弦遲者　此為胸中實
而不可下也　當以法吐之　若膈有寒飲　如作乾嘔者
不可復吐也　須當急温之　宜用四逆湯

此節是言少陰寒化熱化之証須當細辨今病人飲食入口則吐且心温温欲吐復不能吐者是因少陰君火亢盛下生於胃胃中燥氣亦盛故飲食入口則吐也且火性上炎今反被鬱不能上炎故心中温温欲吐而復不能吐也因始得病之時寒邪在外胃中陽氣被鬱不得外達故手

足寒也且脉弦遲者弦則為熱鬱於胸中遲則為寒在於外此為胸中実証而不可下也當以法吐之若膈中有寒飲如作乾嘔者與胸中之実証不同不可復吐也須當急溫之宜用四逆湯以解其寒也

(44) 少陰病下利　其脉微而澀　嘔而汗出者　且必數更衣而利反少者　須當溫其上　且以法灸之

此節是言少陰病下利之証其脉微而澀者脉微是心氣虛因心主血脉氣虛而脉亦澀也且心陽既虛不能下生於土則胃氣因之而虛故嘔而下利也然汗為心液今汗出是心氣虛不能自利之表現也且必數更衣者古人欲

大便時必先更衣數更衣者即是屢欲大便也反少者是有時無而少也此亦胃氣虛之現象也須當温其上以培補其陽氣或以法灸之可也

傷寒論淺解

漢張仲景原文
廣西欝林唐桂榮淺解
晏仲全參訂

厥陰經論

厥陰者陰極陽生之象也於卦為震會諸東方在五行為木在人身為足厥陰肝經手厥陰心包絡經內經云厥陰之上風氣治之中建少陽且少陽與厥陰相表裡故厥陰本熱而標寒其病機多寒熱難見若裡寒之病得中建陽熱之化則其病必漸退而自愈不得中建陽熱之化則其病必難治若病厥陰標寒過盛中建陽熱之化不足為病進而病益劇蓋木得春陽之氣

則滋榮而漸長不得春陽必零落而朽腐也且木遇風則搖故其感受風寒之氣而致病也且風者陰陽摩盪之氣故西人云樹枝不動亦有微風每一時許行六七里所以噓萬物而遂其生者也人身秉此風氣是生厥陰肝木之臟肝膈下連於腎系為水木肝膈上達包絡合為一經為木生火三者合化氤氳暢達而血氣得以周流此為厥陰風氣之和也風之為病又由於水冷過盛火熱過亢之故而其風益烈且木遇狂風則折此其厥陰受病之原因也且厥者盡也逆也陰盡而陽生極而復返故曰厥陰厥陰肝臟内含胆火厥陰包絡下通三焦陰為体而陽為用内經所謂厥陰不同從標本從中建之氣化者正謂其通

陽和陰以成其氤氲摩盪之和風則氣血無病也若肝本挾腎水之病發而為寒風遂發厥冷而下利之症若包絡夾心火之病發而為熱風遂發壅膿及下利膿血之証 或寒熱互相進退為厥熱往來如厥而下利發熱則利止之証也 或外寒內熱為厥深者熱亦深 或下寒上熱如咽喉不利消渴唾膿血與下利不止之証也 或為飢渴不能食之証 或陰搏陽囬為左旋右轉之抽風 或陽囬陰復為厥熱停勻而自愈至於風之生虫必先積濕故虫從風化又云虫從濕化蓋木濕不得陽氣之化必腐木既腐遇風則虫生且先有陰濕浸漬其木後被陽風薰動則蠕蠕而虫生矣故本經之論以消渴氣上冲心

心中疼熱飢不欲食食則吐蚘為提綱也醫者當知所取法矣

辨厥陰病脈証

（1）厥陰經之病　若其人消渴　氣上撞於心　且心中疼熱飢而不欲食　食則必吐蚘　下之利不止

此節是言厥陰病之提綱蓋厥陰經者乃人身中足厥陰肝經手厥陰心包絡也內經云厥陰之上風氣主之中見少陽是厥陰以風為本以陰寒為標故不從標本而從中見也蓋少陽者足少陽胆經也少陽本屬於相火今厥陰之病消渴是胆汁熱化太過火上炎故消渴也相火上衝於心包故氣上撞心心中疼熱也況胆汁入胃消化穀食今因热化太過故胃中飢土受木尅故不欲食食則吐蚘

者因木裡受濕遇風則生虫今虫聞食臭則上逆於膈故食則吐蚘也此木旺土衰之証若誤下之則胃陽必虛而下陷而利當不止也

(2)厥陰中風病　若其脉微浮　為欲愈之証　若其脉不浮為病未愈也

此節是言中風之証觀其脉可斷其為欲愈未愈之証蓋陰脉本沈今中風之証其脉微浮浮則為陽脉因風為陽邪陽邪得陽氣之化當從外而散故為欲愈之証也若其脉不浮因不得陽氣之化而邪必從陰化轉劇而其証為未愈也

(3) 厥陰經之病　其病欲解時　從丑至卯上

此節是言厥陰之病若斷其病愈時當在丑寅卯三時因厥陰經是陰盡陽生之時候丑時是陰盡陽生之時且厥陰屬木故其經氣亦旺於寅卯時但病人至此三時得其本經之陽氣復旺故其病當自解也

(4) 厥陰經之病　渴欲飲水者　少少與之愈

此節是言厥陰証得陽熱之化病當自愈今病人渴欲飲水者是得少陽相火之熱化故渴欲飲水當少少與之飲者是取水火相濟病當自愈也

(5) 諸四厥逆者　切不可下之　諸虛家亦然

此節亦是承上節而言上節是陽化之証此節是陰化之証因諸四厥逆者是四肢寒冷乃因厥陰之寒邪下干於脾胃因病人脾胃素虛虛寒相協故手足厥冷切不可下之倘若誤下必成壞証然不特厥陰寒化之証不可下凡平日素有虛寒之人皆不可下之也

(6) 若傷寒先厥　而後始發熱　且自下利者　熱時利自止見厥復下利

此節是言厥陰病寒熱雜化之証因病人先見厥冷而後始見發熱而下利者乃因病人先傷於寒從厥陰標寒之化故厥冷也而後其証又從中見陽熱之化故發熱且其

從热化時其利必自止若其從寒化時必自下利也此言
厥陰厥热無定下利休作有時之証也

(7)
傷寒始發熱 經六日之期 其厥時反長 而利經九日
若凡厥利者 必當不能食 今反能食者 恐為除中病
且食以索餅 不暴發熱者 知胃氣尚在 其証必自愈
又恐暴熱來 出而復去也 後三日脉之 其熱續在者
在旦日之期 至夜中而愈 其所以然者 本發熱六日
而厥後九日 復發熱三日 合并亦九日 是厥热相應
期之在旦日 夜半當自愈 後三日脉之 脉數熱不罷
此為氣有餘 必發癰膿也

此節是言病人傷寒厥熱互見之証始得病時發熱已經六日又復見厥冷而下利至九日之期若凡厥利本不能食今反能食者恐是除中之病除中者如中氣虛極而求救于食之謂也乃食以索餅而不暴然發熱者知胃氣尚在能勝穀氣也其証必自愈但恐暴熱之來不久熱邪出而復去也過後三日脉之其熱續在者乃中見之熱化猶存即一陽之生氣有主期之旦日丑寅卯經氣旺之時其病自愈究其所以然者本發熱六日厥反九日今復續補發熱三日合并亦為九日以熱與厥期相應無太過不及故期之旦日夜半丑寅卯愈若再後三日脉之而脉數其

熱不罷者此為中見陽熱太過火氣有餘而逆於裡必發

癰膿也

（8）若傷寒脉遲　已經六七日　反與黃芩湯　用以澈其熱

脉遲為裡寒。　今與黃芩湯　復除其外熱　其腹中應冷

本當不能食　今反能食者　此名為除中　乃必死証也

此節為承上節而言申明除中之証如傷寒脉遲因脉遲為裡寒今病已經六七日乃陰盡陽復之期医者誤認為陽熱之証以黃芩湯澈其熱其人應當腹中冷不能食今反能食者是胃中陽氣虛竭欲求救于食入之穀氣故反能食也此名為除中是必死之証也

(9

先厥後發熱　下利必自止　其人反汗出　而且咽中痛

其喉必病痺　發熱時無汗　而利必自止　若熱利不止

當必便膿血　若便膿血者　其喉必不痺

此節是言少陰病先厥而後發熱先厥冷之時必自下利其後必發熱利亦自止此是厥陰先病標寒故厥而下利也後得中見少陽之熱化故發熱而利自止也病人反汗出者是陰液泄於外也咽中痛者是陽火炎於上也內經云一陰一陽結謂之喉痺一陰者厥陰也一陽者少陽也因熱化太過故其喉為痺也若發熱時無汗是陽氣與陰氣相應故陰液不外泄而下利亦止也若發熱而利不止

者是熱化太過當必便膿也若便膿血者是熱傷於下而不上炎故喉必不痺也

（110）

傷寒一二日　以至四五日　病人厥冷者　至此必發熱　其後必厥冷　其厥冷深者　其熱必亦深　其厥冷微者　其熱亦必微　如其厥熱証　本應以下之　而反發汗者　必口傷爛赤

此節是言傷寒証一二日至四五日是其經氣由陽入陰至陰盡之期病人必見厥冷若前厥冷者至此必發熱若前發熱者至此必厥冷若厥冷深者其熱亦必深厥冷微者其熱亦必微此是因病厥陰標寒故當厥冷也後得中

見少陽之熱化故當發熱也熱深厥深是陰陽相應之理也如此厥熱之証本當下之以和陰陽今反發其汗以動其陽氣火性炎上故口必傷爛赤也

（11）傷寒厥五日　發熱亦五日　設使至六日　病人當復厥若其不厥者　其証必自愈　厥不過五日　以發熱五日故知必自愈

此節是言傷寒陰陽之氣相應其病必自愈今病人厥冷已經五日發熱亦五日設使至六日病人當復厥若其不厥者是因陰陽之氣五日寒熱之數相應無太過不及故陰陽相和其証必自愈也

(12)
凡病人厥者　因陰陽之氣　不相順接也　是故便為厥手足逆冷也

此節是推究其致厥原由蓋厥者手足厥逆也是因陰陽之氣不相和而相逆也故熱深厥亦深如寒熱之氣相逆而不相順接也如陰氣偏盛不得陽氣以化之故必致手足逆冷也

(1)烏梅丸方

若脉微而厥　至七八日間　必膚冷而躁　無暫安時者
此名為藏厥　非為蚘厥也　若是蚘厥者　其人當吐蚘
今病者靜中　復有時而煩　此因為藏寒　蚘上入膈間

故煩而不安　須臾間復止　得食而嘔吐　又因心煩者
蚘聞食臭出　其人必吐蚘　此乃蚘厥証　烏梅丸主之
又主久利方
烏梅三百個　細辛六两　乾姜十两　黄連一斤　當歸四两　附子六两炮　蜀椒四两炒去汗　桂枝六两
人參六两　黄蘗六两
右十味異擣篩合治之以苦酒漬烏梅一宿去核蒸之五升米下飯熟擣成泥和藥令相得内臼中與蜜杵二千下圓如梧桐子大先食飲服十圓日三服稍加至二十丸禁生冷滑物食臭等
烏梅湯丸參連柏施　姜附歸椒細桂枝　靜而復煩手足厥　膚冷而躁脉微厥

食則吐蚘治莫遲
此節是言傷寒脉微而厥之証因脉微是陽氣虛其陰必盛故厥也若至七八日者是陰陽來復之期今陰盛陽衰陰寒于外故膚冷陽虛于内故躁無暫時安者此是爲藏厥非爲蚘厥也設若是蚘厥其人當吐蚘今病者静中復有時而煩此証乃因藏寒蚘虫上入于膈閙故覺煩而不安也若須臾閙復止得食而嘔吐且因心煩者蚘閙食臭出故食必吐蚘此証爲蚘厥烏梅丸主之又此方亦宜治久痢之証方中用羌附以扶陽而治藏寒烏梅之酸歛以收歛厥陰之氣細辛川椒能散寒而治蚘虫連柏以清中

見之熱氣參桂歸大補少陰心胃之氣血之虛使厥囬而不煩躁則蚘虫自止也且因厥陰証多屬厥熱下利之証若久利不止而心胃之氣血大傷故當用此方治之

（13）

若熱少厥微　其人指頭寒　默默不欲食　煩躁數日間小便利色白　此熱自除也　欲得食為愈　若厥而且嘔胸脇煩滿者　其後必便血

此節是言傷寒厥熱皆微之証則中見之熱化而陰陽順接必小便利色白此其熱從小便去自除也欲得食病可自愈若厥深而嘔胸脇煩滿者此厥深熱亦深也因少陽中見之氣行於胸脇間其熱深傷及血脉故煩滿而便血

也

(14) 病手足厥冷　自言不結胸　只見小腹滿　而按之痛者

此証為冷結　在膀胱關元

此節是承上節而言厥陰傷寒之証上節是言中見之熱結於胸脇間此節是言厥陰之寒氣結於少腹間令病人手足厥冷是厥陰標寒之病因厥陰之脉出于下焦膀胱胞室之間即下焦少腹也其寒冷之氣凝冷於少腹之間故覺滿而按之痛也此証為冷結膀胱關元也

(15) 若發熱四日　其厥反三日　厥少而熱多　其病當自愈

四日至七日　其熱不除者　後必傷膿血

此節是言厥熱之証以日數計之以斷其愈否若病人發熱四日今厥反三日是陰陽相應雖厥少熱多因得中見之熱化故病可自愈也若四日至七日其熱不除者是其熱的期間多厥的期間已過半數矣可見其陽熱消爍於内而干及厥陰胞室之血必傷膿血也

(16)傷寒厥四日　而熱反三日　復厥至五日　其病勢為進因寒多熱少　此為陽氣退　故病為進也

此節是承上節而言傷寒之証以厥熱之日期而斷其病之進退也

(17)傷寒六七日　而手足厥冷　脉微而煩躁　當灸厥陰穴

厥不還者死

此節是言厥陰脉微之証因微是少陰之脉是少陰水火皆虛竭故脉微今病人六七日其經氣本行至太陽來復之期倘得太陽之热化其病當減今病人反脉微手足厥冷而煩躁是不得太陽之热化故其病轉劇也今少陰之君火既虛而不得腎中水氣上滋故躁少陰之腎氣已竭不得心火之下濟故煩此乃水火不交之証當灸厥陰穴同化而生之蓋水生木木生火謂之同化而生也如灸厥陰之穴而厥不還者其人之病必陰陽不交而死也

(18)

傷寒病發热　下利而厥逆　躁不得卧者　為必死之証

此節是言少陰之逆証斷為必死之病厥陰病發熱下利必自止今發熱而反下利是一逆也且身雖發熱不當手足厥逆今發熱而反手足厥逆是二逆也且煩躁不得臥亦是陰陽不交之証是三逆也有此三逆其為必死之証無疑矣

(19)

傷寒病發熱　且下利至甚　而厥不止者　必死之証也

此節是言傷寒病發熱本當發熱利即自止今病人發熱而其下利至益甚者是陽氣越於外氣絶于内也金匱云六府氣絶于外者手足寒故其厥逆不止也然則臟腑之氣既絶是必死之証也

(20)

傷寒六七日　其人不下利　忽發热而利　汗出不止者

乃必死之証　有陰無陽也

此節是言傷寒六七日乃太陽經氣來復之期其人本不下利忽驟然發热而利是因陽亡於外故發热而汗出不止此為有陰無陽之証故斷其必死也

(21)

傷寒五六日　其人不結胸　腹濡而脈虛　手足復厥者

慎不可誤下　此為亡血証　若下之必死

此節承上節而言上節是言亡陽此節是言亡陰皆必死之証也今病人傷寒五六日是經氣行至厥陰乃陰盡之期其証不結胸是其病不在陽氣而病在陰血也蓋血虛

其腹必不硬而軟濡其脉亦虚且陰血既虚於内不能與陽氣相接故手足復厥此皆亡血表現之証也慎不可誤下之若誤下之則血竭而陰亦亡矣故為必死之証也

(22)

若發熱而厥　病已經七日　下利者難治

此節是言厥陰病不得陽熱之化為難治之証因病人得中見之熱化故發熱病少陰之標寒故厥今病已經七日乃是陰盡陽復之期本應得陽熱之化必厥止而病愈今病人不特其厥不止而且下利者是陽氣不能復陰氣極盛也因少陰病得陽熱之化則愈不得陽熱之化病必轉劇也故其証為難治

(23)傷寒病脈促　手足厥逆者　當以法灸之

此節是言傷寒脈促之証因脈促是急促乃陰陽偏盛之象在陽經診之則為陽偏盛在陰經診之則為陰偏盛然亦當以有力無力别之如重按有力者則為陽盛重按無力者則為陰盛今傷寒脈促手足厥逆可知其為陰盛陽虛無疑矣必當以法灸之以通其陽氣待陽氣復則病自愈矣(附)此言厥証之寒也述此章凡八節皆論厥証之有寒有熱有虛有實也

(24)亦有傷寒病　脈促而厥者　此裡有熱也　白虎湯主之

此節是承上節而言上節是言脈促手足厥逆是裡寒之

証當以法灸之此節是言脉促而厥者是熱深厥亦深陽氣亢盛之表現是厥陰之裡有熱也當用白虎湯之滋陰以潤其躁則愈

(2) 當歸四逆湯方

(25) 若手足厥寒　脉細欲絕者　急調其血脉　宜當歸四逆

若有久寒者　亦當用前湯　加萸羌治之

當歸三兩 桂枝三兩 芍葯三兩 細辛三兩 大棗廿五只 甘草炙三兩 通草二兩 (按即今之木通是也今之通草名通脫木不堪用)

右七味以水八升煮取三升去滓溫服一升日三服

當歸四逆細通草　復脉同施桂芍羌棗　脉微欲絕手足厥

久寒再加萸羌好

（3）當歸四逆加吳茱萸生羌湯方

即前方加吳茱萸半升生羌三兩以水六升清酒六升和煮取五升去滓分溫五服

此節是言手厥陰心包之病因心包主貫輸血脈今病血虛不足以貫輸四肢之血脈故手足厥寒且脈微欲絕者亦是血脈虛之現象故當用當歸四逆湯主之以復其血脈可也若其人久有裡寒之証則當用前方加吳萸生羌以驅其寒則病自愈矣方中用當歸以補心包之血桂芍以調和其經脈內外營衛之氣血用細辛升發其陽氣以

達於四肢通草以通脉氣棗艸以和胃氣則血脉自復矣
若病人素有裡寒之証者是陽氣素虛當用前方加吳萸
生姜温之以扶其陽可也

(26)
病人大汗出　而發熱不去　且其內拘急　四肢疼下利
厥逆而惡寒　四逆湯主之

此節亦承上節而言上節是言陰血虛此節是言陽氣虛
今病人大汗出發熱不去者是陽氣虛而外越之表現也
內拘急而手足疼者是陽氣虛於內之表現也且下利厥
逆而惡寒者是陽氣虛而下陷不能上達故也以上諸症
皆是陽虛欲脫之表現當用四逆湯急扶其陽而病乃可

治也

（27）病人發大汗　而且大下利　四肢厥冷者　四逆湯主之

此節亦是言陽虛欲脫之証因病人發大汗是陽亡於外也大下利是陽虛下陷也四肢厥冷是陽虛於內而不能外達也故仍當用四逆湯急扶其陽以救之可也

（28）病手足厥冷　其脈乍緊者　邪結在胸中　心下滿而煩飢不能食者　是病在胸中　當用葯吐之　宜服瓜蒂散

此節亦是言厥陰心包之病因寒邪入內結於胸中心包之火氣為邪阻隔不得外達故手足厥冷也其脈乍緊者緊則為寒邪今寒邪既結胸中心包之氣鬱於內而不得

伸故心下滿而煩也且火能消食故飢今火被鬱於內故
不欲食也此是邪結胸中當用瓜蒂散以吐之使胸中之
邪去而陽邪自得伸矣

(29)

傷寒手足厥　而心下悸者　宜先治其水　當服苓草湯
却是治其厥　如若不然者　則水漬入胃　必作下利也

此節是言傷寒手足厥心下悸之証因病人心氣虛其陽
氣不能下生於脾胃而陽氣不能達於四肢故手足厥也
且心火既虛不能下交膀胱以化其水氣而其水反上凌
於心包故心下悸也當先治其水卻是兼治其厥宜服茯
苓甘草湯倘若不服此湯則其水必從胃脘漬入於胃中

而作下利也因厥病最忌下利倘若下利則陽氣下陷更難復也。

(30)

(14) 麻黃升麻湯方

傷寒六七日　經大下之後　寸脉沉而遲　其手足厥逆下部脉不至　且咽喉不利　或時唾膿血　泄利不止者為難治之証　麻升湯主之

麻黃（二兩半去節）　升麻（一兩一分）　當歸　知母　黃芩　萎蕤（各十八銖）　石羔（碎綿裹）　白朮

乾薑　芍藥　天門冬（去心）　桂枝　茯苓　甘草（炙各六銖）

右十四味以水一斗先煮麻黃一兩沸去沫納諸藥煮取三升去滓分温三服相去如炊三斗米頃令盡汗出愈

麻升歸芎朮苓知　羌茯天萎羔草枝　咽喉不利唾膿血
下利厥逆脉沈遲

此節是言傷寒六七日經氣由陰出陽之期医者不察誤認為陽熱之証經大下之反虛其陽氣故寸口脉沈而遲也且經大下之後下焦之陰氣不能上接而上焦之陽氣亦不能下接而反上炎故咽喉不利手足厥逆也况熱邪焦灼於膈間妄干心肝之血脉故唾血也今下部脉不至者因下利不止陰氣將絶故也此乃厥陰寒熱交雜陰陽不接之劇症故為難治也方中用麻黄升麻以升發其陽氣因邪陷於厥陰與太陽相交界故用麻升升散其邪氣

從太陽而出也且用桂歸芎以和其營衛之氣使陰陽相接苓知以清其膈中之熱邪而解膿血用天虋之甘涼清潤以滋其心肝之躁用石羔以降其上炎之火佐以苓朮羌草之健脾去濕而止下利使胃氣和陽氣自復寒邪則從陽分而解矣

(31)

傷寒四五日　其人腹中痛　轉趨少腹者　此欲自利也

此節是言傷寒四五日因四日是太陰經氣之期越至五日本值厥陰之期因其經氣不得厥陰中見陽熱之化故回轉其寒氣下趨少腹而作太陰自利之証也

(5)

乾薑黃連黃芩人參湯方

(32)若傷寒之人　素虛寒下利　医復吐下之　寒格熱於上
上下氣相逆　故上吐下利　食入口即吐　姜芩參連湯
調服以治之

此節是言傷寒之人素有虛寒下利之証医者因不識厥陰中見熱化之証誤以攻下之葯下之則其人下焦之虛寒益甚而上焦之熱氣為之阻隔而不得下故上欲吐而下利也且上下之氣相逆故食入口即吐也當用姜芩參連湯治之方中用乾姜之驅寒降逆人參之大補元氣以治下焦之虛寒而止下利且芩連之苦降以清上焦之火熱使其上下之氣相交則吐利自止此寒熱並治之良方

也

乾薑　黄芩　人參　黄連各三刃

右四味以水六升煮取二升去滓分温再服

羌參芩連合作湯　厥陰吐利最相當　寒熱相隔上下逆
食入即吐是良方

(353) **若下利之病　有微熱而渴　若其脉弱者　今病當自愈**

此節是言厥陰下利之病本應得中見陽熱之化而發熱其利當自止今其病有微熱而渴是初得中見陽熱之化其陽氣尚微故其脉弱也待其陽氣漸復今其証當自愈也

(34) 傷寒不下利　其脉秖見數　有微熱汗出　令病當自愈

設復見脉緊　為病未解也

此節是言厥陰傷寒以脉象斷其証之愈否令病人脉數因數為陽為熱是厥陰得中見陽熱之化故有微熱而汗出也是其標寒從汗出而解令當病自愈也令其脉反見緊者因脉緊為寒是寒邪尚在雖有微熱而陽不勝陰故其病未解也

(35) 厥陰病下利　其手足厥冷　無脉者灸之　灸之竟不温

若脉亦不還　反微喘者死　少陰負趺陽　其証為順也

此節是言厥陰下利之証因陽虛下陷其陽氣不能達於

肢故手足厥冷且無脉者是少陰之陽氣下陷故其脉失其鼓動之力而無脉搏也當以法灸之使其陽氣得通則手足自温而脉自還矣今虽灸之其手足竟不温而反微喘是陷下之陽將絶也此是為死証若少陰之脉氣與趺陽相战因趺陽勝少陰負而暫無脉搏者是陽勝陰負脉當自復其証反為順也

(36)若下利之証　寸脉反浮數　尺中自濇者　必清利膿血

此節承上節而言上節是言陰盛陽虚之証此節是言陽盛陰虚之証今病人下利若陰盛陽虚其脉必見沈遲今病人脉反見浮數者因脉浮為陽脉數為熱是其陽熱亢

盛無疑矣且尺中脉濇因脉濇為血虛此為心包之血既
虛復為熱邪焦灼傷其血脉故必清利膿血也

(37) 若下利清穀　不可攻其表　汗出必脹滿
此節是言厥陰病下利清穀乃是藏寒之証病既在裡故
不可攻表若誤攻其表病人必汗出而腹必滿經云藏寒
生滿病故也

(38) 若病人下利　其脉沈弦者　必見下重也　若其脉大者
為其利未止　脉微弱數者　為利欲自止　虽發熱不死
此節是言厥陰下利之証其脉沈弦者因脉沈為裡弦為
中見少陽之脉是其陽氣陷入於裡故其人必見下重也

如白頭翁湯治裡急後重便膿血之証此証或用小柴胡湯或用人參敗毒散皆可若其脉大者因脉大為陰氣盛陽氣虛故其利未止也若脉微弱而數者因脉微弱是陰氣負數是陽氣勝故其利欲自止也雖發熱不死者因發热為中見少陽之陽氣得復故其証乃是吉兆非凶象也

厥陰病下利　若脉沈而遲　其人面少赤　而身有微热
下利清穀者　其人必鬱冒　汗出而病解　病人必微厥
因其面戴陽　而下虛故也

此節是言厥陰下利之証病人脉沈遲因沈為陰脉遲是寒象此乃下焦陰寒之脉象故下利清穀也其人面少赤

身有微热者是中見少陽之陽氣鬱於上也雖其人下利清穀待其陽氣得伸必自汗出而病解也但此証病人必微厥者因其陽鬱於上故戴陽陰虛於下故必厥也

(40)

若下利脉數　其人且渴者　今病可自愈　設病不瘥者必清利膿血　以有热故也

此節是言厥陰下利之証若脉數者因脉數則為陽為热是其中見少陽得陽热之化故渴而病可自愈也設若病不瘥者是因中見之热化太過热氣焦灼於内傷及心包之血脉故必清利膿血此乃裡有热之表現故也

(41)

下利後脉絶　而手足厥冷　晬時而脉還　手足温者生

脈不還者死

此節是言厥陰下利後脈絶手足厥冷之証因心包之氣虛極且為寒邪所阻塞故急然脈絶而手足厥冷也然心包之陽氣雖微在周日之間陽氣微復得伸故晬時脈還手足温者故尚可生也當急用通脈四逆或白通湯之類以扶其陽氣或可救也若其陽氣已絶而脈不還者此乃死証無疑矣

(42)

若傷寒下利　一日十餘行　脈反實者死

此節亦是厥陰下利虛極之証因其藏寒不得中見陽熱之化且胃中之陽氣虛極故一日下利十餘行也若診病

人之脉实者是邪盛正虚此必死之証也

（43）若下利清穀　其裡寒外熱　汗出而厥者　急扶其陽氣通脉四逆湯

此節是言厥陰下利清穀之証乃是裡寒外熱是因藏氣虛寒雖有中見之陽氣因其裡寒太盛陽氣不為所容故陽格於外也陰勝陽敗故汗出而厥當用通脉四逆湯急通其陽氣尚有可救之机也

白頭翁湯方

（44）若熱利下重　白翁湯主之

白頭翁二刃　黃連　黃柏　秦皮各三刃

右四味以水七升煮取二升去滓温服一升不愈更服一升

白頭翁湯柏秦建　厥陰熱利此為先　裡急下重便膿血

定風熄火治無偏

此節亦承上節而言上節是言陰盛陽虛故下利清穀此節是言陽盛陰虛故熱下重也因厥陰之病中見之陽熱太過而火熱焦灼於內勢欲燎原故暴迫而下注欲出不得出急下而未遂故下重也當用白头翁湯治之清其內欝可也方中用白头翁芳香升達以解陽氣之欝且有風不動無風自搖乃風木之象故能清厥陰之熱也川連能

清心包之火秦皮黄柏皆苦寒之品苦能泄热故能治热利下重也

(45) 下利腹脹滿　身体疼痛者　必先温其裡　乃可攻其表　温裡四逆湯　攻表桂枝湯

此節是言厥陰表裡俱寒之証因下利脹滿者乃藏寒生滿病是陽氣虚陰氣盛此裡寒之証也身体疼痛者是寒邪外束故也當先温其裡當用四逆湯扶其陽氣則裡寒自解矣然後用桂枝湯以解肌攻其表寒可也

(146) 若下利之証　其人欲飲水　以有热故也　白頭湯主之

此節是言厥陰热化之証病人下利欲飲水者是因少陽

之火上炎下焦之水氣不得陽熱之化而津液不上升故渴欲飲水此裡熱之証也當用白头翁湯治之因白头翁湯能使水氣上通熱氣下降故也

(47)

厥陰証下利　其人譫語者　為有燥屎也　宜小承氣湯

此節是言厥陰下利之病因中見熱化太過心包相火熾盛神明昏乱故作譫語且心包之火既盛下與陽明燥氣相協以至津液耗竭故胃中有燥屎也當用小承氣湯以攻之然厥陰下利之証本不宜攻下今因審其確熱化太過胃有燥屎故權宜下之也

(48)

若下利之後　其人更覺煩　如以手按之　其心下濡者

此為虛煩也　宜梔子豉湯

此節是言下利之後心包之氣因之已虛故病人更覺煩如以手按之心下濡而不硬者此亦氣虛之表現也且心火既虛不得腎中水氣上滋故為虛煩之証也當用梔子豉湯治之使水火相交病自愈矣

(49)

若素患嘔家　而有癰膿者　不可治其嘔　令膿盡自愈

此節是言厥陰証素患嘔家之人因嘔是厥陰本証蓋厥陰心包與中見少陽胆木皆在於胸間同屬相火令因熱化太過火性上炎鬱不得伸故欲嘔也且木能生火遇風而益熾以至焦灼心包之血脉故發癰膿也此証本因熱

傷血脉所致先宜用解毒之藥使癰膿盡去其病自愈而
不必治其嘔也

(50)
厥陰經之病　若嘔而脉弱　且小便微利　其身有微熱
而且見厥者　此難治之証　四逆湯主之

此節是言厥陰病陰陽不相順接之証因中見陽熱之氣上逆故嘔而身有微熱也下焦之水氣不得陽熱之化因之而亦虚故其脉弱也而其水氣不能化氣上升而下泄故小便微利也况陽氣既逆於上陰氣逆於下陰陽不相順接故身有微熱而見厥也此為陰盛陽衰之病故為難治當以四逆湯治之

(51) 乾嘔吐涎沫　而且頭痛者　吳萸湯主之

此節是言厥陰藏氣虛寒不得中見陽熱之化而陰寒之氣上逆故乾嘔而頭痛也且下焦之寒水不得君火之化氣而涎沫因之而上逆故吐涎沫也當用吳茱萸湯急溫之以扶其陽可也此乃陽虛陰盛之証

(52) 嘔而發熱者　小柴胡主之

此節是言厥陰中見陽熱之証若嘔而發熱者是因中見少陽之熱氣鬱於胸間故嘔而發熱也當用小柴胡湯以和解之其病自愈矣

(53) 厥陰傷寒病　若大吐大下　極虛其胃氣　復極汗出者

因外氣怫鬱　復與之以水　再以發其汗　病人因得噦
胃寒冷故也

此節是言厥陰傷寒病人因得噦之証因噦是胃氣虛冷已極本屬危証因傷寒病有胃氣則生無胃氣則死各經皆然不特厥陰經也今因大吐大下之後以極虛其胃氣復極汗出是裡虛益甚也但因其人邪氣怫鬱於外以再發其汗則陽氣將亡而陰寒之氣上逆故病人因得噦此陰竭陽脫之危証也

(54)
厥陰傷寒証　若噦而腹滿　當視其前後　知何部不利
而利之則愈

此節亦是言厥陰噦証有虛实之分上節是言虛極之噦証此節是言裡实之噦証今病人噦而腹滿是因厥陰中見之热氣閉鬱於裡故腹滿且其氣不得下泄而上逆故噦當視其前後兩陰之大小便係何部不利若因大便不利者以小承氣湯或調胃承氣湯以通之若小便不利者以豬苓或導赤散以利之以通其鬱則病自愈矣

又此節以噦証之虛实以結之者因厥陰之經氣寒熱雜化故其証多寒热互見而其治病之法須詳細審察寒热虛实分晰清楚然後施治否則毫釐千里貽誤不淺然不特厥陰經為然也六經皆有寒热虛實俱當細辨切不可

魯莽而輕忽之也

傷寒論改淺五言易讀 附新式歌括　漢張仲景原文

鬱林妙蓮居士唐桂榮改釋

晏仲全參訂

辨霍亂病脉證併治法

1 問曰病有霍亂者何　答曰嘔吐而利名曰霍亂

此節是言病名之原由

2 問曰病發熱頭痛身疼惡寒吐利者此屬何病　答曰此名霍乱自吐下又利止復更熱也

此節是申明霍乱病表裡之証狀

3 若傷寒之病　脉微而濇者　本是霍乱証　今設是傷寒

却四五日間　經氣至陰上　乃轉入陰經　病人必下利

若本嘔下利　此不治之証　若似欲大便　而反祇失氣

而仍不利者　此屬陽明也　其大便必硬　至十三日愈

因經盡故也

此節是言霍乱病由傷寒轉屬之証須當細辨若傷寒之人其脉微而濇者因脉微是氣虛濇是血虛是因吐利之後氣血兩虛故也此本是霍乱之証今設使是傷寒之病論之却扵四五日間其經氣行至太陰少陰之期乃轉入陰經故其人必下利也若本嘔而下利者此為不可治之証也若似欲大便而反祇失氣（失氣者俗名放屁也）是祇

得放屁而不得大便也此乃胃实之証乃屬陽明其大便必硬至十三日陰經已盡行至陽氣來復之期其病自愈又此節内分三段首段言霍乱之脉証次段是論傷寒陰寒之証末段是論傷寒陽熱之証學者當細辨之

4霍乱下利後　其大便當硬　而能食者愈　今反不能食到後經期中　其人頗能食　又復過一經　其人又能食過一日當愈　如其不愈者　不屬陽明也

此節又復申明陽明自愈之証若霍乱下利之後其利既止其大便必硬病人能食者其証當自愈今反不能食者是胃氣未和到後期陽明經氣中陽氣畧復其人胃氣稍

和則頗能食又復過一經至陽明主氣之期又能食時此乃經氣已行十三日也過一日乃十四日則陽明之旺氣已復其病當愈如其病不愈者則非陽明之証也

四逆湯 甘草二兩 干姜一兩半 附子一枚生用去皮破八片

若惡寒脉微　其人復下利　若其利自止　此乃亡血也

四逆加參湯　合服以治之

此節是言霍乱惡寒脉微而復利之証本皆是陽虛之表現今其利自止是兼亡血也此乃陰陽兼虛之証當用四逆加人參湯以治之方中用四逆湯以扶其陽用人參之大生津液以補其陰血而培其元氣此乃陰陽兼補之法故治氣血俱虛之証也

5 霍乱病頭痛　發熱身疼痛　熱多欲飲水　五苓散主之
寒多不用水　理中丸主之
理中丸方
人參　甘草　白朮　乾姜各三兩
右四味搗篩為末蜜丸如鷄子黄大以沸湯數合和一丸
研碎温服之日三服夜二服腹中未熱益至三四丸然不
及湯湯法以四物依兩數切用水八升煮取三升去滓温
服一升日三服附加減法　若臍上築者腎氣動也去朮
加桂四兩　吐多者去朮加生姜三兩　下多者還用朮
悸者加茯苓二兩　渴欲得水者加朮足前成四兩半

腹中痛者加人參足前成四兩半　寒者加乾羌足前成四兩半　腹滿者去朮加附子一枚　服湯後，如食頃，飲熱粥一升許，微似溫（汗），勿發揭衣被。（總結服湯後法）

理中丸朮草參羌　若治霍乱最為良　發熱頭痛身疼痛
寒多不渴此方強

此節是言霍乱証有寒熱之分是病人既經吐利而且頭痛發熱身疼痛者是並見傷寒之表証也若其熱化多而渴欲飲水者是因太陽膀胱之水氣不化侵入於胃之所致也故當先治其水而用五苓散以化其水氣可也又寒多而不欲飲水者是胃中虛冷當用理中丸以治之以培

補胃中陽氣其証可愈也丸中用參朮苓草以補胃中之陽氣乾羌以驅寒而暖胃氣胃氣既和則諸病自愈矣此治中土之聖方也善用者無不立奏其效

（6）霍乱吐利止　身痛不休者　細心消息之　以和解其外宜用桂枝湯　以小微和之

此節是言霍乱吐利已止之証其身痛不休者是裡和表未和也當消息其表邪之輕重以桂枝湯稍稍以和之因霍乱是虛証桂枝湯是治表虛以和營衛之劑故以小微和之也

（7）若吐利汗出　發熱而悪寒　且四肢拘急　手足厥冷者

四逆湯主之

此節是言霍乱表裡俱病之証若病人吐利汗出發熱而惡寒者因吐利是脾胃虛寒乃是裡虛之証汗出發熱而惡寒是表虛之証也四肢拘急手足厥冷者是因胃中之氣血已虛不能外達於四肢故也総之因邪傷脾胃氣血虛冷故當急治其裡裡和則表自解矣救裡宜用四逆湯主之

(8) 若既吐且利 其小便復利 而且大汗出 并下利清穀 此内寒外熱 脉微欲絶者 四逆湯主之

此節亦是言霍乱表裡俱病之証若病人既吐且利其小

便復利者此乃裡虛之証也其大汗出者是陽热於外也下利清穀者是陰寒於內也此內寒外热之証也若脈微欲絶者是因汗亡陽而且下利清穀亦是陽氣虛微之証故脈微欲絶也當用四逆湯以扶其陽其病自愈矣

（9）

若吐已下斷　汗出而且厥　且四肢拘急　而病尚未解

脈微欲絶者　通脈四逆湯　加猪胆治之

此節是言霍乱之症吐虽停止而下利亦断本當病解今病人汗出而且厥冷是亡陽之表現也四肢拘急是亡陰之表現此因吐利之後陰陽皆虛竭而吐利自止是病未解之表現與病解吐利自止者不同故病人脈微欲絶此

乃陰陽虛脫之証兆也當用通脉四逆加猪胆汁治之以急救其陰陽欲脫之危証

(10)

若吐利發汗 脉平小煩者 因新虛之故 不能勝穀氣

此節是総結霍乱之証重在胃氣有胃氣則生無胃氣則死今病人吐利而發汗非因平昔胃氣虛冷之故是因外邪侵入之所致故其脉平而小煩耳此外感之輕証非裡虛可知此証乃因為邪所傷胃氣新虛不能勝穀氣故吐利也此証尚輕待穀氣漸充胃氣自復其病自解也

辨陰陽易差後勞復脉証

ノ傷寒病差後　陰陽易之症　身体重少氣　而少腹裡急引陰中拘攣　熱上衝於胸　頭重不欲擧　且眼中生花膝脛拘急者　燒裩散主之

此節是言陰陽易之症乃因傷寒病差後男女交媾互易而生之病也男子病差後傳染於女子或女子病差後傳染於男子故名之曰陰陽易其証初見身体重而且少氣是因交媾時形交則形傷故身体重氣交則氣傷故少氣夫奇經衝任督三脉皆行少腹前陰之間前陰受傷故少腹裡急或引陰中拘攣或熱邪受三經而上衝於胸髓海

不足而為头重不欲舉精不濯目而為眼中生花精血不
荣筋而為膝脛拘急者以燒裩散主之

一燒裩散方

男子病取婦人中之裩布對正陰户處者煎燒灰以水和服
方寸匕日三服小便即利陰頭微腫則愈
婦人病取男子之褌襠燒灰

方中用裩襠者因裩襠乃當陰陽精氣分泌泄出之處故
其吸收陰陽之精氣最足且病人之裩襠亦邪氣傳出之
處故用其裩襠能補陰陽之精氣且其吸收之邪氣亦能
以邪治邪引邪從小便而出故小便即利陰头微腫而病

愈也

若大病差後　因過勞復病　宜用梔豉湯　加枳實治之

若有宿食者　加大黄治之（加大黄如碁子大五六枚）

此節是言勞復之病乃因病新瘥後過於疲勞而病復作勞復有數種一因勞作過度動其陰陽之氣故其陰陽不和而病復作也或因思慮過度動其心脾之火故病復作也有因房事過勞而病復作者謂之女勞此即今人所謂夾色傷寒也華元化說此乃必死之証以余驗之多有可救不死者宜依病用葯調以燒裩散服之尚有可救也

此方用梔子豉湯者使水火之氣相交以和其陰陽加枳

实者是宣其欝滞以和其胃氣也又有宿食者用大黄入胃以下其宿食則病自愈也

（二）枳實梔子豉湯方

枳實三枚炙 梔子十四枚擘 香豉一升綿裹

右三味以清漿水七升空煮取四升納枳实梔子煮取二升下豉更煮五六沸去滓温分再服覆令微似汗按清漿水是淘米水二三日外微酸者取其安胃兼清肝火一說取新淨黄土以水攪匀澄之取其水之清者蓋欲藉土氣以入胃耳余每用俱遵前說

3 傷寒差已後 復更發熱者 小柴湯主之 若其脉浮者

當發汗解之　若脉沈实者　當下而解之

此節是言傷寒病瘥已之後復更發熱者是因傷寒病得陽熱之化然後病可解今病瘥後是得陽熱之化無疑矣今復更發熱者是因陽熱之氣太過故也當用小柴湯以稍泄其陽熱之氣而和其陰陽可也若其脉浮者是有餘邪在表而未盡也當用葯使其汗出以解之若其脉沈实者是有熱邪在裡而未盡去也當用攻下之葯以解之

（4）若大病差後　腰下有水氣　牡澤散主之

（三）牡礪澤瀉散方

牡礪　澤瀉　括蔞根　蜀漆 洗去腥　葶藶 熬　商陸根 熬　海藻 洗去鹹 以上各等分

右七味異擣下篩為散更入臼中治之白飲和服方寸匕小便利止後服日三

牡澤散内蔰栝蔞　藻漆陸根功可倚　腰下水氣大病後水去病除自不憂

此節是重言大病既瘥之後其陽氣已經恢復無陰寒之病無疑矣故上節只言陽熱太過之病此節是因水氣有餘之病也今大病已差之後其人從腰以下有水氣者是其病雖得陽氣之復而差而其水氣尚鬱滯下焦而未去當用牡澤以利其水可也

方中用牡蠣海藻乃水中之物且鹹能堅軟故使之入水

以攻之澤瀉一莖直上使其水氣上下兩通葶藶以瀉肺中之水邪蜀漆以升發其水氣栝蔞根入土最深以行胃中之水氣商陸攻水積而疏水之流此皆通利水氣之葯使其水邪從小便而出但此葯性甚烈不可多服故曰小便利止後服此方用散不可作湯者是取散以散之義也又商陸水煮服之最足殺人故不可作湯葶藶大瀉肺氣更不宜多服也

（5）若大病差後　而喜唾涎沫　久不了了者　因胃上有寒　以圓（丸）葯溫之　宜服理中丸

此節是承上節而言大病差後之証有虛實之不同上節

是言大病差後之實証此節是言大病差後之虚証今因大病差後其人喜唾涎沫久不了了者其病雖差而胃中之寒飲未清且胃陽不足以化氣故其涎沫上逆於喉間而喜唾也此乃胃中有寒之証宜以丸葯温之宜服理中丸調其脾胃其病自愈矣

(6) 傷寒病解後　其虚羸少氣　氣逆欲吐者　竹葉石羔湯服之病自愈

竹葉石羔湯方

竹葉二把　石羔一斤　半夏半升洗　麦門冬一升　人參三两　炙草二两　粳米半升

右七味以水一斗煮取六升去滓納粳米煮米熟湯成去

米温服一升日三服

竹葉石羔粳半冬　再加參草倍為功　病後虛羸兼少氣
氣逆欲吐火上攻

此節亦承上節而言上節是言病後陰有餘陽不足此節是言陽有餘陰不足今病傷寒解後之人身体虛羸而少氣因血液虧耗不能滋長肌肉且久病中氣必虛故少氣但氣逆欲嘔者是因病後胃中津液虛少陽氣過亢以致虛火上炎故也當用竹葉石羔湯滋陰以降火而病自解也方中用竹葉之甘涼凌冬不凋則水氣甚足合石羔之辛寒能滋陰降火以潤躁麥冬半夏取其冬夏陰陽之氣

相交使其水火相濟況半夏又能降逆上之氣以止嘔人參能大補元氣以生血液粳米甘草滋養胃陰以和脾土

此乃補虛降火之良方也

（7）病人脉已解　而日暮微煩　以大病新差　人强與以穀脾胃氣尚弱　不能消穀食　故令其微煩　減損其穀食而病當自愈

此節是總結大病差後之証當以脾胃為重今病後之人其脉並無浮沈遲數之象已得平脉而病解矣是其胃氣新復陽氣未足故日暮微煩蓋日暮者乃申酉時陽明胃經主氣之時今因大病新差人强多與穀食但脾胃之氣

尚弱消穀之力無多此胃氣不勝穀氣故令微煩也當減少其穀食而胃氣自和矣於此可見飲食須順其自然不可以勉强加之也

辨痓濕暍脉證

（一）傷寒所致太陽痓濕暍三種宜應別論以爲與傷寒相似故此見之痓充自切暍音謁

此節是仲聖言太陽痓濕暍三証皆係傷寒所致虽與傷寒相似須當分別論之故此不立方其方証乃詳於金匱要畧不過此節是總結於傷寒雜証論之後而引起其作金匱之本意也學者須知傷寒金匱二書皆宜會通然後治病胸中方有準繩也

（二）太陽之爲病　發熱而無汗　反覺惡寒者　其証名剛痓

（三）本太陽之病　但發熱汗出　反不惡寒者　此証名柔痓

此二節是言剛痓柔痓之証皆是太陽病所致但剛痓與柔痓不同因剛痓是發熱無汗而反不覺惡寒此乃太陽表実之証故謂之剛痓柔痓是發熱汗出不惡寒乃是表虛之証故謂之柔痓其脉証治法俱詳於金匱要畧也茲不贅述

(3)

本太陽之病　若其人發熱　脈沈而細者　其証名曰痓

此節是補言痓病之脉証因病人既得太陽發熱之表証今診其脉沈而細乃是太陽之裡証是表裡俱病故名之曰痓学者須看金匱要畧自明

(4)

本太陽之病　若發汗太多　因之而致痓

此節亦是言致痓之原因若太陽病發汗太多津液虧耗
蓋津液者乃陰血所生也且陰液既經耗竭不能滋榮筋
脉故手足拘急因之而成痓証也

（5）若身熱足寒　而頸項强急　其人且惡寒　時頭熱面赤
目中脉絡赤　獨見頭面摇　卒然口噤閉　而背反張者
此皆痓症也

此節是詳言痓病之証狀若病人身熱足寒者因風傷太
陽標本之氣本熱而標寒故身熱足寒也且太陽起於目
内皆上循頭項故頸項强急又風傷太陽之氣故惡寒時
头热面赤者是風邪欝於上也目中脉絡赤者邪傷太陽

之血脉也独头面摇者因風性動摇邪傷於太陽其經脉上循头項故独头面摇也風邪入於會厭傷於筋脉故牙関緊閉卒然口噤也風邪入於經俞傷於血脉太陽之脉下循腰背故背反張也此皆痉証表現之証狀学者須細心審察之則痉証自明矣脉証治法詳金匱要畧

（6）

若太陽之病　其関節疼痛　心煩脉沈細　此病名湿痹
但湿痹之候　其小便不利　而大便反快　當利其小便

此節是言太陽湿痹病之脉証及治法也蓋湿傷於太陽其人必骨節疼痛因湿之着人無處不至周身肌肉骨節為湿氣所阻碍故其氣血不利於流通而骨節疼痛也且

濕氣傷於裡而心胸中之氣為其阻滯故心煩而脉沈細也但既病濕痺之候其人小便不利大便反快者因濕氣傷於下焦阻滯其化氣之机故小便不利也況濕氣入於腸胃能化陽明之燥故大便反快也當利其小便導濕氣從小便而出其病自解矣

（7）

濕家之為病　一身盡疼痛　其人且發熱　身色如熏黃

此節是承上節而言濕家之病上節是言濕傷於裡此節是言濕傷於外因人身中有太陰濕土之氣即脾經也蓋脾主肌肉今周身之肌肉為濕所傷故一身盡疼痛也且濕氣與陽氣相搏故發熱也況濕氣既傳於肌肉與太陰

土氣相協因脾土色黃故一身發現如熏黃之色即與今之黃疸相同但黃疸有陰黃陽黃之病同於熱化者為陽黃同於寒化者為陰黃尤宜分別治之

(8) 素有濕病人　但見頭汗出　背强欲覆被　身寒喜向火
若下之太早　必噦而胸滿　且小便不利　舌上如胎者
以丹田有热　而胸中有寒　且渴欲得水　得水不能飲
因口燥煩也

此節是言濕家不可誤下之証蓋素患溼病之人謂之濕家病人但头汗出他處無汗者是溼生於上头為諸陽之會陽氣既為濕所着則相協而汗出背强欲覆被身寒喜

向火者因溼為陰邪今傷於太陽之經輸故背強陰邪寒於內故欲覆被而喜向火也此為溼証本不應下若下之太早必噦而胸滿是因誤下之過陽氣陷於下濕邪欝於胸中而胃氣不得伸故氣逆而噦且胸滿也又因濕生下焦水氣停滯而不化故小便不利也況下焦之陽氣為溼氣所着欝而為熱故丹田有熱也溼氣既着於胸溼為寒邪而胸中又為心之所主舌為心之苗故舌上如胎而滑白是寒濕之表現也此乃丹田有熱胸中有寒之証然下焦之水氣因濕之所着而不能化津液而上升則其人口燥煩故渴欲得水也況寒溼之氣彌佈於胸間故雖欲得

水而不能飲也

(9)

溼家誤下之　則額上汗出　微喘小便利　其証為必死

若下利不止　亦是死証也

此節是言濕家誤下必上脫下泄為必死之証今濕家因誤下陽明之氣將絕故真陽上脫而額上汗出因陽明之脉行於額上也且因誤下之故陽氣將脫蓋肺主氣肺氣將絕呼吸無力故微喘且因下焦之寒水不得陽明中土之氣以制化之不禁而下泄故小便利此乃陽絕於上陰絕於下且中土已敗故下利不止皆是必死之証也

(10)

問曰風濕相搏一身盡疼痛法當汗出而解值天陰雨而不

止医云此可發汗汗之不愈者何也答曰發其汗汗大出者但風氣去湿氣在是故不愈也若治風溼者發其汗但微微似欲汗出者風溼俱去也

此節是言風溼之証法當汗之但發汗不可太過若大汗出則風去湿不去當取微汗出而風溼乃可俱去也

若身上疼痛　發热而面黄　且喘而头痛　鼻塞而心煩
且其人脉大　而自能飲食　腹中和無病　因头中寒溼
而病故鼻塞　納葯於鼻中　其病當自愈

此節亦是言湿家以胃氣為重此乃湿傷於表之証若身上疼痛發热而面黄是因寒湿之氣傷於上焦皮肉之間

故身上疼痛且溼氣與陽氣相搏故發熱而面黃又湿生於肺而呼吸不利故喘而鼻塞濕傷於上焦其陽氣與之相搏故头痛而心煩也其人脉大者因脉大屬陽明此乃上焦之表病且胃中陽氣未衰湿氣之為患尚輕而不傷及於内故自能飲食腹中和脾胃無病也此不過上焦之表病头中寒湿故鼻塞耳當以芳香通竅之葯散納於鼻中通其陽氣其証自愈矣

(12) 若病身盡疼　其人且發熱　日晡所劇者　此名為風溼因汗出當風　或久傷取冷　是病所致也

此節是言風濕病所致之原因若病人身盡疼是湿氣中

於肌表之間因風為陽邪溼為陰邪風湿相搏故一身盡疼而發熱也且陽明之氣旺於申酉而申酉時即日晡所也因陽明之氣既旺而太陰之湿氣必不得伸故病益劇也此為風溼之病病人因汗出當風汗復着於膚表或因暑天汗出久冷過度亦因汗而傷也

又此節是總結風湿病所致之原因

(13)

太陽中暑者　即暑暍証也　汗出而悪風　身熱而渴也

此節是言暍病之名與証狀因太陽經行於肌表若暑熱之氣為患必先從此經而入故名之曰暍蓋暍者暑也暑熱之氣傷於太陽太陽乃寒水之氣且主閉藏今為暑熱

所傷而肌表因之而虛而失其閉藏之令故惡寒而汗出也又病人既為暑熱之氣所焦灼故身發熱而渴也暍病之証狀如此

(14)太陽中暍者　身熱而疼重　而且脈微弱　因夏傷冷水水行皮中也

此節是言中暍病之原因若太陽中暍者因夏月暑氣炎炎病人喜涼或以冷水洗浴或多飲冷水以致觸發暑氣雨水相協流入於皮膚中而為濕熱之邪故身熱而疼重也其脈微弱者微為陽氣微弱為陰氣弱今病人暑熱之陽邪過盛故陽脈微水濕之陰邪過盛故陰脈弱因邪氣

與正氣相對互見於脉象此乃邪盛正虛之表現仲聖傷寒雜病論之脉象皆當如此看也

太陽中暍者　發热而惡寒　身重而疼痛　脉弦細芤遲
病人小便已　灑灑然毛聳　而手足逆冷　且小有勞動
其身即發热　口開前齒燥　若誤發汗之　則惡寒更甚
若加以温針　則發热亦甚　若數次下之　則小便淋甚

此節是言暍証不可誤用汗下温針之法治之也若太陽中暍之証發熱惡寒身重疼痛者因太陽之肌表既虛為暑氣所傷故有此表現也脉弦細芤遲者弦為暑邪盛細為陽氣虛芤為血虛遲為陰寒是因病人之氣血既虛寒

而盛受暑邪過盛故有此脉象也病人小便已灑灑然毛聳手足逆冷者此皆陽氣虛陰寒盛之現象也故小有勞動其身即發汗口開前齒燥此亦陽氣虛而欲外越之現象也既有此裡虛之現象切不可施以汗下溫針若誤汗之則惡寒更甚者是因汗出亡陽而陰寒獨盛而惡寒更甚也若加溫針則發熱甚者是因火攻之過傷其血脉血脉虛則陽氣必亢而發熱甚也若數下之則淋甚者是因下利太多則胃中之陽氣已衰下焦之寒水不得陽氣以制化之故小便利而不止故曰淋甚也